Tania Bouirs

DIETA CHINA

La Alimentación Asiática Para Bajar De Peso y Lucir Joven

Renuncia de Responsabilidad

Los textos de este libro son exclusivamente informativos y no pretenden sustituir el consejo médico profesional. Nada de lo que se escribe deberá ser interpretado como una forma de diagnóstico, tratamiento o prescripción médica. En caso de padecer una enfermedad gastroenterológica u otro diagnóstico que limite la dieta o si se están tomando medicamentos hay que consultar con el médico.

Debo aclarar que el diagnóstico profesional en la medicina tradicional china es un proceso más complejo del que está presentado aquí. Sin embargo, para hacer una lectura más comprensible, la información de este libro está simplificada a lo básico.

Dedico este libro:

- *A mi mamá, que creía en mí a pesar de que "nadie es profeta en su propia tierra".*
- *A mi esposo, quien me ayudó a cumplir mi sueño de escribir este libro durante 15 años.*

Una historia inspiradora de cambio

después de un viaje a China

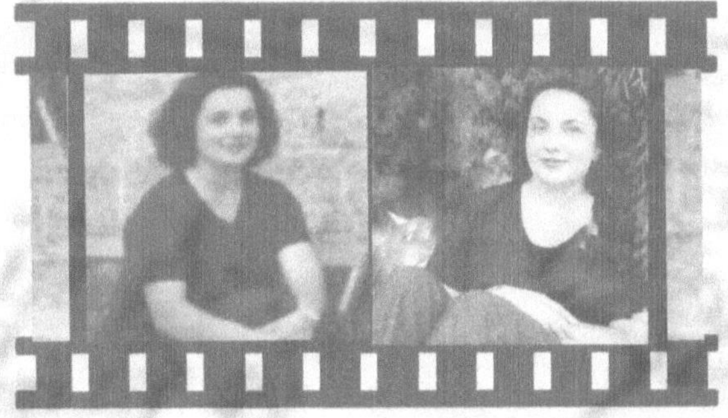

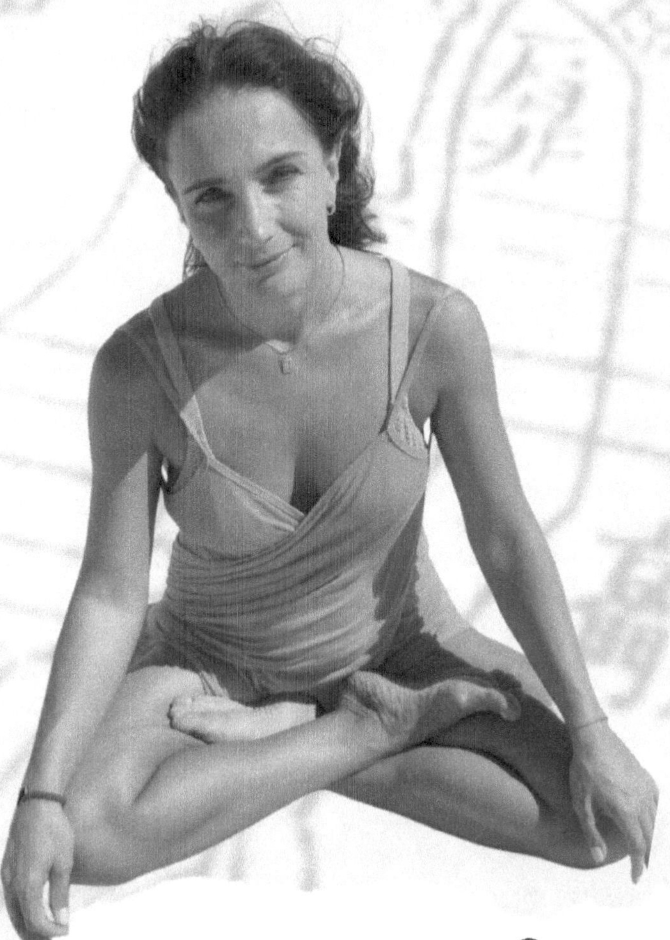

Tania Bouirs

Tabla de Contenido

Prólogo

Un día me di cuenta de una triste realidad: dejé de estirarme hacia arriba y empecé a crecer hacia los lados. En la familia de mi madre había tendencia a engordar y esta herencia me estaba afectando. A partir de los 16 años, no solo los alimentos que comía, sino incluso el agua, parecían hacerme ganar peso. Comencé a probar todas las dietas a mi alcance, desde veganas hasta las de proteínas. Muchas de ellas me causaron efectos secundarios, y tuve que lidiar con ellos durante años.

Pasaba gran parte del tiempo pensando en comida. Tener sobrepeso era emocionalmente desgastante: bajó mi autoestima, no tenía energía, y comprar ropa se convirtió en una experiencia desagradable. Sentí que estaba perdiendo los mejores años de mi vida sin ser feliz, y si antes solo me avergonzaba de que mi madre tuviera mucho sobrepeso, ahora me daba tristeza verme a mí misma gorda. Si bien es cierto que muchas mujeres no se ven afectadas por el sobrepeso, se sienten guapas, felices y atraen a los hombres tanto o más que las más delgadas, éste no era mi caso. Nunca he tenido esa chispa de energía y felicidad, y mucho menos cuando subí de peso.

Antes de comenzar mi historia, quiero recordarles una frase de Antoine de Saint-Exupéry: "Si quieres construir un barco, no debes cortar tablas o distribuir el trabajo; primero has de evocar en los hombres el anhelo de mar libre y ancho". Espero que mi lucha con el sobrepeso y mis logros les inspiren a enamorarse de esta vida, a sentirse ligeros mientras caminan, a levantarse rápido, a que les quede bien toda prenda y a lograr hacer más cosas diariamente. Incluso cuando disfrutan de su comida favorita no preocuparse por ganar peso. Sí, vamos a activar el metabolismo con una de las más antiguas dietas asiáticas.

Un viaje a China cambió mi vida

"Hay una especie de magia cuando nos vamos lejos y, al volver, hemos cambiado."
(Kate Douglas Wiggin)

Nací en Kazajistán en 1975, un país ubicado entre China y Rusia, donde dos culturas distintas, la europea y la asiática, se entrelazan en armonía. El idioma, la cocina oriental y el té caliente durante todo el año formaron parte integral de mi vida, a pesar de mis raíces europeas. Recuerdo que, al llegar a cualquier hogar en Kazajistán, siempre me ofrecían té en lugar de agua al invitarme a entrar.

Mi abuela nunca en su vida tomó medicamentos, ni jamás estuvo hospitalizada; se curaba a sí misma y a toda su familia con herbolaria. Las variedades de tés y bolsas de hierbas siempre tenían su lugar en mi vida. Ella me llevaba a buscar estas materias primas al campo y eso me fascinaba. Las hierbas eran iguales a las de China y recuerdo mi obsesión por encontrar el ginseng. Sin embargo, al terminar mis estudios en la escuela, nos mudamos del país y casi olvidé esta parte de mi adolescencia.

Cuando empecé la carrera universitaria de Finanzas en mi nuevo hogar en Rusia un día me di cuenta de que poco a poco estaba subiendo de peso. Al someterme a diversas dietas constantemente me quedaba con hambre, no importa que tanto de la comida consumía. Poco después me fui a los Estados Unidos, donde subí 15 kilos más en un solo año. Al regresar a Rusia volví a mi conocida rutina de dietas y, a pesar de muchos esfuerzos, no podía llegar a mi peso anterior. En mi comunidad religiosa, donde esperaba encontrar a mi futuro esposo, solo había un hombre de mi edad y muchas mujeres solteras más delgadas y atractivas que yo. Yo era invisible para él.

Algún día, viéndome exhausta y triste, mi mamá me dijo:
— No quiero que repitas me destino.

Y la verdad es que sí, ya me daba miedo de eso. Mi madre era una exitosa contadora que trabajaba incluso los fines de semana, divorciada e infeliz en su vida personal. Y yo también, ya me había convertido en una empleada de 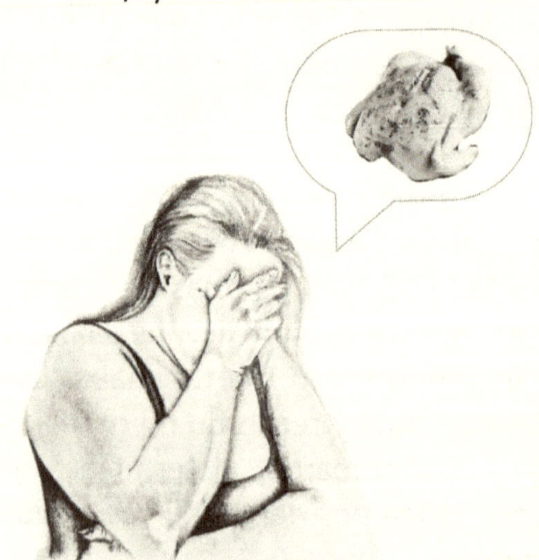 oficina, gordita y deprimida, viviendo con mi madre, poco a poco usando su ropa de tallas grandes. Mis tíos eran del mismo tamaño y esa perspectiva me asustaba. Hubiera seguido en esa lucha por reducir medidas, pero por azares del destino llegué a China y no solo cambió mi concepto de una nutrición saludable, sino también mi trayectoria profesional.

— Oye, amigo, dime algo. – Platicaba mi jefe muy a gusto con el chofer que nos llevaba al hotel. – ¿Cuánta gente usa la medicina tradicional china y cuánta la medicina moderna?

Para ambos, era nuestro primer viaje a China y estábamos muy curiosos.

— Creo que es un 50 y 50.

— ¿Y qué es la medicina tradicional china? – Pregunté yo con curiosidad.

No tenía ni idea de qué era esa medicina tradicional china, ni se me había pasado por la mente que existiera un país donde las hierbas fueran oficialmente utilizadas como medicina.

Desde el primer día en Shanghái, me impresionaron los cuerpos esbeltos de las mujeres. Además, noté un hecho sorprendente: aparentaban ser más jóvenes de lo que realmente eran. Al comentar esto con mis compañeros, me dijeron: "Es por sus genes". Sin embargo, comencé a analizar su alimentación y me sorprendió lo saludable y variada que era. Por cierto, sí, comían mucho.

Fue así como descubrí que las mujeres podían mantenerse delgadas y lucir jóvenes hasta una edad avanzada. Observaba su comida con gran interés, aunque jamás imaginé que se convertiría en mi profesión hasta que ocurrió un suceso que me sumió en una gran desesperación.

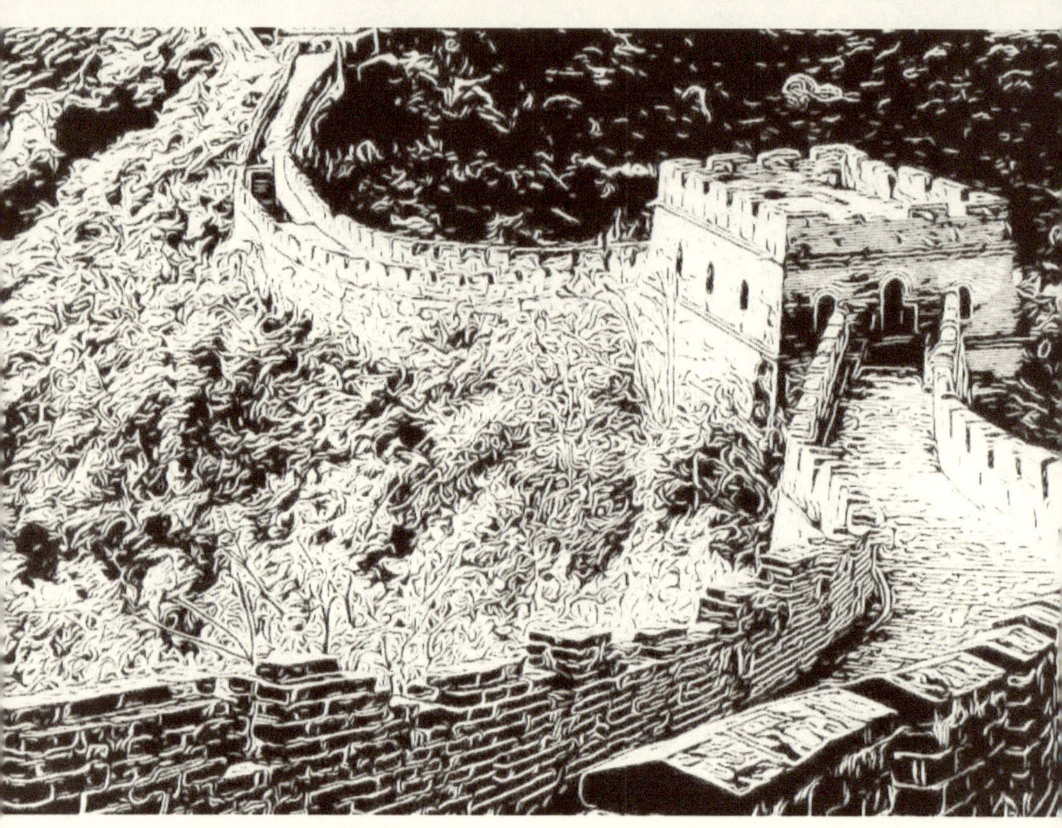

Antes de regresar del viaje, finalmente tenía un día libre. Y, por cierto, lo quería dedicar a comprar ropa. Caminando por el centro de Shanghái, encontré un gran centro comercial y entré con muchos deseos de adquirir prendas buenas, bonitas y baratas. En la primera tienda no encontré mi talla. Entré a la segunda tienda y pasó lo mismo. Fui a una tercera, a una cuarta y se repitió la experiencia. En ese momento, ya no me importaba si me gustaba la ropa, solo quería que me quedara. Me empecé a preocupar: "¿Qué está sucediendo? No soy tan gorda... ¿Cómo voy a regresar de China sin comprar ropa?" Había viajado bastante en mi vida y en ningún país tuve problemas de encontrar prendas para mí. Esperaba este viaje por meses, llevaba mucho dinero y una maleta grande y vacía.

Seguí buscando. Entré a la siguiente tienda y grité desde la puerta:

— Hola, señorita, ¿manejan algo de mi talla?

La señorita me miró desde lejos y contestó:

— No tenemos tallas grandes.

— ¿¿Cómo que "grandes"?? – me quedé en shock.

Saliendo de la tienda, literalmente comencé a llorar. En un momento, mi autoestima se cayó por los suelos. Y eso que acababa de bajar varios kilos y me sentía orgullosa de haber reducido mi talla. Era talla "M", mediana, ni "L", ni mucho menos "XL".

De regreso en Rusia, pasé varios días deprimida pensando que ya no podía continuar así y empecé a investigar cómo las mujeres asiáticas se mantenían delgadas. Pronto entendí que la dietética china es una parte integral de la medicina tradicional china y decidí estudiar esa nueva carrera. Fue el comienzo de mi transformación: de una gordita oficinista en especialista en dietética, acupuntura y herbolaria china, un aprendizaje que cambió mi vida.

En este libro, he extraído las gemas de las antiguas obras que estudié en tres distintas escuelas. Con pasión, dediqué años al estudio de alimentos y escuché las enseñanzas de los mejores profesores del campo. Ahora sí, no solamente sé qué es la medicina tradicional china, sino que también podría pasar días enteros hablando del tema, especialmente sobre las dietas asiáticas.

¿Qué distingue a esta dieta de las demás? En la dietética china, el sobrepeso se considera un trastorno del metabolismo de los líquidos, y todos los alimentos se dividen en dos tipos, a los que llamo "humidificadores" y "desecadores". Descubrirás que no necesitas tener genes chinos para mantenerte esbelto ni pasar hambre para alcanzar tu peso ideal, tener gran energía y lucir joven. Más bien, deberíamos aprender sobre los alimentos. Además, este régimen evita el efecto rebote y mejora la salud. Para mí, esta dieta es la que más sentido tiene entre todas las existentes actualmente.

Les tengo que avisar que voy a derribar varios mitos modernos sobre la nutrición "saludable" de hoy en día. Pero tengo esto a mi favor: a diferencia de muchas dietas, la efectividad de la dieta china (#dietachina) se ha comprobado a lo largo de milenios. Te dejará satisfecho, te aportará gran energía sin esa sensación de pesadez: querrás correr en lugar de acostarte. Por cierto, no esperen una dieta de "cien gramos de pan y una taza de café para el desayuno". Emocionalmente traumatizada por el hambre constante, yo no podía ni escuchar de esos tipos de dietas. A mí me dan lo que puedo comer, pero sin límites, por favor.

Yin o Yang: ¿POR QUÉ LAS MUJERES ENGORDAN MÁS FÁCIL?

"Los antiguos siguieron el modelo del Yin y del Yang, que es el modelo del Cielo y de la Tierra y podían prolongar la duración natural de su vida a 100 años."
(Canon de Medicina Interna del Emperador Amarillo, siglo II a. C.)

El IMC asiático normal es más bajo que el occidental

Es poco conocido que los estándares del índice de masa corporal considerado normal son más bajos en los países asiáticos que en los países del primer mundo. Pero eso no es lo más sorprendente. Lo que resulta aún más curioso es que, en promedio, el nivel de grasa corporal de la gente oriental es más alto que el de la gente occidental. Es decir, si comparamos a una mujer de Europa que pesa 60 kilos, su porcentaje de grasa será menor que el de una mujer china con el mismo peso.

¿Por qué será que la gente asiática es más delgada, pero al mismo tiempo su porcentaje de grasa corporal es mayor que el promedio? Reflexionemos sobre ello. Mi respuesta es: Los asiáticos se mantienen mucho más delgados que los occidentales sin tener que hacer tanto ejercicio, lo que demuestra que su nivel de grasa es más alto y su peso más bajo.

La comida china es el mejor ejemplo de una alimentación tradicional asiática. Fue en China donde se hallaron los primeros manuscritos sobre alimentos, que datan de los inicios de la escritura. Los tratados medicinales chinos son de los más antiguos en el mundo, donde la comida diaria es la primera medicina. Mientras que en otros países se seguían las costumbres alimenticias de los ancestros, en China, los monjes se dedicaron a estudiar las propiedades medicinales de los alimentos. Esto nos permite hoy en día hablar de la dieta china curativa, respaldada por esos descubrimientos. Dichos conocimientos no solo nos permiten curar la obesidad, que se considera una enfermedad, sino también disfrutar gran energía y prolongar la vida.

La dietética china nació en la época del taoísmo hace miles de años. Como toda la filosofía oriental se originó al observar el día y la noche, la naturaleza y sus elementos: tierra, madera, fuego, metal y agua, con su movimiento y transformación. Esos conocimientos se aplicaron a la dieta y por lo tanto, los países asiáticos son las naciones con un menor número de personas obesas en todo el mundo. A partir de esa ciencia desarrollé esta dieta, que es solo una pequeña parte de la medicina tradicional china, dedicada solamente al sobrepeso.

El metabolismo activo es yang

"Los humanos dependen del cielo (yang) para que la transformación de la humedad engendre el estómago."
(Tratado Sobre el Bazo y el Estómago, siglo XIII d. C.).

Aunque los términos Yin y Yang aparecieron en las obras antiguas de alrededor del siglo VI a. C., esos dos principios, los dos polos opuestos, han existido siempre: el día y la noche, el hombre y la mujer, la vida y la muerte. Todo en este planeta se representa en la dualidad. Uno es **Yin: negativo, frío, oscuro, femenino**; y otro es **Yang: positivo, caliente, claro y masculino**. Salimos a pasear en la noche y vemos todo oscuro, hace frío, nos sentimos tranquilos, dispuestos a dormir, es el Yin que reina. Cuando nos despertamos en la mañana vemos el sol, el aire se calienta, sentimos la esperanza, y estamos llenos de energía... el Yang está creciendo. Y, aunque son opuestos, cada objeto o ser vivo contiene los dos: el Yin y el Yang, pero siempre predomina uno sobre el otro.

YIN	YANG
tierra	cielo
frío	calor
agua	vapor
descanso	labor
Luna	Sol
quietud	velocidad
hielo	fuego
noche	día
oscuridad	luz
tristeza	alegría
mujer	hombre
humedad	sequedad

Naturalmente, en el sexo femenino predomina el yin*, por lo tanto, las mujeres tienen mayor tendencia al sobrepeso, la necesidad de dormir más, con más bajo nivel de energía y, en ocasiones, nos cuesta trabajo ser feliz.

*Con la primera letra mayúscula en "Yin" y "Yang" me voy a referir a lo que se atribuye al universo, y con la primera letra minúscula ("yin" y "yang") lo que pertenece a un ser humano o comida.

Por otro lado, el sexo masculino contiene más yang, con metabolismo más rápido y mayor energía. Por eso, la vida de los hombres es más corta en promedio que la de las mujeres, sin embargo, con más movimiento y actividad, y sin caídas a depresión o melancolías sin una razón obvia. ☹

Sin embargo, en cualquier género puede haber una desproporción de yin o yang con respecto a lo ideal. Esto se puede cambiar: podemos aumentar nuestro yang para añadir energía y activar el metabolismo, o, por el contrario, incrementar el yin para crecer los músculos y alcanzar la tranquilidad.

Vamos a determinar si tenemos esta desproporción, ya que se sabe que el exceso nunca es bueno.

¿Eres yin o yang? Hagamos un test

YANG

Como siempre sucede en una pareja, el hombre y la mujer son opuestos en varios aspectos. Este es mi caso: mi esposo es muy inquieto, duerme poco, se mueve mucho, se enoja rápido y hasta camina mientras habla por teléfono; moverse le ayuda a deshacerse del exceso de Yang. Yo, en cambio, soy tranquila, duermo mucho más, de mecha bastante larga, y así convivimos como deben hacerlo los dos polos opuestos.

El tipo energético yang suele ser un tipo sociable, extrovertido, activo. Es optimista, impaciente, prefiere lugares frescos y bebidas frías. A veces tiene un olor corporal fuerte y el sexo juega un papel importante en su vida. Entre más predomina el yang, el individuo es más hiperactivo, ejecuta movimientos innecesarios, como cuando se siente nervioso: mueve objetos, camina aquí y allá, etc. Duerme menos horas, pero con mejor capacidad de concentración durante el día y, al tener exceso del yang, se vuelve más irritable. Ellos son los que prefieren los deportes de mucho movimiento en lugar de actividades pasivas.

YIN

Y hay otras personas, como era yo anteriormente, que siempre quieren dormir, son lentas al pensar, reaccionan con calma, o hasta demasiado lentamente, y les cuesta trabajo levantarse. La gente tipo yin aprovecha cada oportunidad para permanecer inmóvil. Piensan así: "Si puedo sentarme, ¿para qué sigo parado?" Y, "si puedo acostarme, ¿por qué estoy sentado?" Es la gente introvertida, tímida y pensativa. Habla bajito, le gustan los deportes estáticos, y pocas veces suda. Entre más frío predomina menos importancia le da al sexo en su vida, tiene menos energía y experimenta más melancolía.

Vamos a examinar nuestros rasgos para determinar si nos hemos desviado hacia el lado yin o yang, es decir, qué tipo de exceso predomina:

YIN	YANG
tez pálida	tez rojiza
energía baja	energía alta
habla poco	habla mucho
voz baja	voz alta
duerme mucho	duerme poco
duerme boca abajo	duerme boca arriba
se levanta cansado	se levanta rápido
no tiene sed	tiene sed
friolento	odia el calor

<table>
<tr><td>flemático
orina abundante y clara</td><td>colérico
orina escasa y amarilla</td></tr>
</table>

La parte en la que se encuentran más coincidencias es el lado dominante. Con un poco de práctica de observación se van a poder distinguir yin o yang excesivo no solo en sí mismo, sino también en otras personas.

¿Se puede encontrar en la mitad? Teóricamente, sí. Aunque en la práctica rara vez. ¿Por qué? Porque durante la vida hemos desarrollado algunos hábitos y no cambiándolos nos alejamos de la media: café, estrés o alcohol nos desvían a la parte yang; mucha agua, frutas en invierno o comida cruda, a la parte yin.

El secreto ancestral de la salud: el equilibrio

"Armonizar el yin y el yang es el mejor método de preservación de la salud"
(Canon de Medicina Interna del Emperador Amarillo, siglo II a. C.)

Es frustrante escuchar a algunos influencers diciendo: "Hay que acidificar el organismo; así curé mi enfermedad cardiaca" y luego a otros: "Hay que alcalinizarse porque así sané mi cáncer". Igual que muchos, yo he pasado por este camino. Me alcalinizaba pensando que el veganismo era la cura para todo. Lo seguí durante varios años, pero tuve que dejarlo cuando me volví muy friolenta con yin excesivo y siempre me sentía cansada, además de otras consecuencias desagradables. Después, me fui al otro extremo: empecé a comer la dieta de proteínas y contraje gota.

El balance es la regla de la vida. Hoy en día, estamos tan alejados de la armonía en la naturaleza y olvidamos que la sabiduría está en el equilibrio; al romperlo, padecemos enfermedades.

Hay una leyenda egipcia:

Un faraón llamó a sus sabios y los retó:
— En una sola palabra explíquenme toda la sabiduría del mundo.

Se escucharon respuestas:
— ¡El amor!
— ¡La bondad!

Y muchas versiones más. Sorprendentemente, un sabio joven tenía la respuesta correcta: "La moderación".

Equilibrar yin y yang, saber la dosis adecuada de todo es la verdadera sabiduría del mundo. Por cierto, no tengo nada en contra del veganismo. Sin embargo, ya lo he probado y he llegado a mi propia conclusión: hay que estar muy conectado con la naturaleza o tener un alto desarrollo espiritual para ser vegano sin consecuencias para la salud, especialmente en climas fríos.

Existen personas que obtienen energía del aire y pueden sobrevivir sin comer, como algunos monjes en la India que pasan meses sin ingerir alimentos, o santos como Serafín de Sarov en Rusia. De manera similar, hay personas que soportan temperaturas extremadamente bajas, de hasta -30 °C, casi desnudas y sin sufrir daños en su organismo, mientras que otras podrían enfrentar resultados desagradables.

Por ejemplo, los monjes del Tíbet que meditan con ropa ligera, sentados sobre la nieve durante horas, provocan que ésta se derrita en un radio de varios metros debido a la energía que emiten. Estas personas, por su amor a la naturaleza y su conexión con el universo, representan la excepción más que la regla. No necesitan ni proteínas ni carbohidratos, ya que han aprendido a absorber energía del aire de una forma que los demás no podemos. Sin duda, este tipo de ascetismo no es para todos, y la mayoría de las personas podrían enfrentarse a graves secuelas al intentar algo semejante.

Continuamos con la naturaleza (energía) yin o yang de la comida y entramos al primer paso de la dieta: balancear nuestro yin o yang. Lo que falta, lo adquirimos de los alimentos. *"El Yin y el Yang son el principio de todo en la creación... así como la raíz y la fuente de la vida."* - dice El Canon Interno del Emperador Amarillo.

Tal como se mencionó anteriormente, los alimentos también se dividen en yin o yang. Aunque no existe un equilibrio perfecto entre estos dos, ya que siempre predomina uno, la categoría "neutral" indica que cualquier desviación leve puede ser ignorada. Por lo tanto, todos los alimentos se clasifican en los siguientes grupos: **frío – fresco – neutral – tibio – caliente** (consulta la Tabla de Energía de los Alimentos al final del libro).

Esta clasificación de los alimentos en la dietética china es fundamental. Favorecer alimentos de cualquiera de los extremos, ya sea de naturaleza fría (yin) o caliente (yang), puede afectar negativamente la salud y el peso. Por ejemplo, preferencia por bebidas frías, helados y alimentos crudos (yin) puede dañar el sistema digestivo, ralentizar el metabolismo y contribuir al aumento de peso. Por el contrario, el consumo excesivo de alimentos de naturaleza yang, como salsas picantes, café o carne, puede añadir energía y activar el metabolismo, pero en exceso causa ansiedad, insomnio y puede agotar prematuramente las reservas de la vida.

Me viene a la mente un chiste que circula entre los médicos: "Las personas con hipertensión (alta presión sanguínea) viven felices, pero menos años, mientras que las personas con hipotensión (baja presión sanguínea) viven más años, pero tristes." Por supuesto, es solo una metáfora que exagera los dos extremos. En mi caso, sufrí del segundo. Siendo una persona con baja presión sanguínea, tuve que lidiar con depresión crónica, entre otros problemas, y saber que probablemente viviría más años que aquellos que vivían felices solo añadía a mi tristeza. Sin duda, habría preferido todo lo contrario. ☹

Así, se puede concluir que para recuperar el balance yin-yang, los alimentos deben contrarrestar la energía predominante: las personas del tipo yin deben consumir más alimentos tibios, calientes y neutros; mientras que las del tipo yang tienen que optar por alimentos frescos y neutros (consulta la tabla en el final del libro). Es importante recordar que los alimentos extremadamente yin pueden ralentizar demasiado el metabolismo y no son recomendables para personas con sobrepeso, incluso si son al lado yang.

Como una generalización, hay varios tips:

* Especias picantes llevan energía caliente.
* La mayoría de la carne es tibia, el cerdo es yin.

- En general, las verduras son más yin que las frutas.
- Los cereales están cerca de la categoría neutra, y por eso se recomiendan para cualquier tipo.
- Pescados del mar, especialmente grandes, son yin.
- Existen algunos alimentos llamados "las sombras" de naturaleza muy fría: tomates, berenjena, pimientos dulces, papas, plátanos y melones. Aunque son adecuados para el tipo yang, siempre se deben cocinar y son contraindicados en su forma cruda, por estar al extremo del yin, y ralentizan el metabolismo.

REGLA 1. Las personas de tipo yin deben preferir la comida de energía caliente-tibia-neutra, mientras que las de tipo yang deberían optar por la comida de energía fría-fresca-neutra. Las "sombras" (tomates, berenjena, pimientos dulces, papas, plátanos y melones) deben ser cocinadas o evitadas.

La leña acelera el metabolismo

"La salud no es meramente la ausencia de enfermedad, sino un equilibrio armonioso entre el individuo y el universo."
(Canon de Medicina Interna del Emperador Amarillo, siglo II a. C.)

En ocasiones nos preocupan dilemas como: ¿Qué es más sano para comer: huevos fritos o hervidos?, ¿Verduras al vapor o crudas? Yo siempre me sentí mejor con la comida frita, y con razón: fui de tipo yin y lo frito me agregaba la parte yang que me faltaba; me daba energía y me hacía sentir mejor.

En el proceso de preparación de los alimentos se puede añadir yin o yang a la comida:

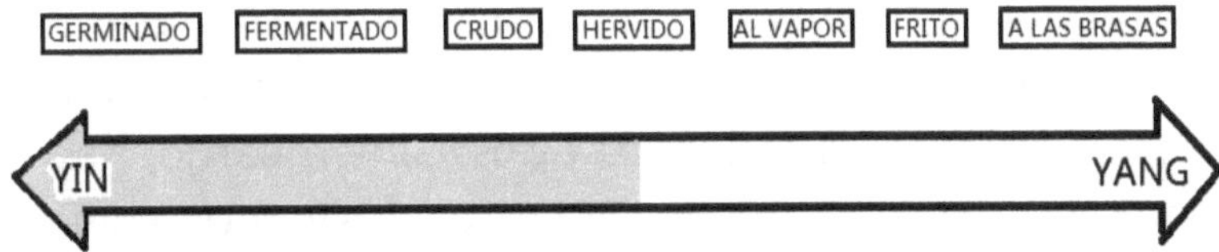

Se puede ver, que se agrega el **yin** (energía fría) con:

e   Más agua.
e   Temperatura fría.
e   Fermentación.

Por ejemplo, los germinados llevan más yin comparados con su semilla (el agua agrega yin), el salmón crudo más yin que el cocido (temperaturas altas añaden yang), el pepino fermentado en vinagre más yin que el fresco (por la fermentación).

Se aporta el **yang** (energía caliente) con:

e   Más fuego.
e   Mayor cocción.
e   Resequedad.

Eso quiere decir que el jengibre seco es más yang que el fresco por la eliminación del agua, tal como todas las frutas secas comparadas con su forma fresca. El tiempo de exposición al fuego aumenta la energía caliente (yang): el frito lleva más yang que preparado al vapor, y el asado es más yang de todas otras formas de cocinar.

Lo hervido se encuentra en el centro con la energía balanceada: agregando el agua se añade el yin, y preparándolo con el fuego se incorpora el yang: una de las razones porque el caldo constituye una parte importante de la dieta y satisface a todos los tipos. Sin embargo, hay que prestar atención a los alimentos con cuales vamos a preparar caldos: Para el tipo yang recomiendo los de espinaca, aguacate, apio y otras verduras, que se encuentran en el lado yin. Y, al contrario, para la gente yin acentuamos la dieta en caldos de carne y condimentos (yang): jengibre, pimientas picantes, etc.

Intuitivamente, el organismo humano da señales de comer de manera distinta según las estaciones del año, para protegerse de las influencias ambientales. En invierno, sentimos la necesidad de aportar calor al cuerpo cocinando con más fuego preparando caldos o asados, y, por otro lado, en verano, tomamos más líquidos, frutas y reducimos el uso del fuego. *"En la antigüedad, las personas evitaban oportunamente las influencias ambientales desfavorables... Como resultado, las enfermedades ocurrían raramente."* (Canon de Medicina Interna del Emperador Amarillo).

Vale la pena mencionar que la forma de cocinar puede beneficiar o perjudicar la salud. El fuego más saludable es el generado de manera natural con leña o carbón vegetal, ya que aporta qi sano y activa el metabolismo de manera más efectiva que otros métodos. Le sigue la preparación al fuego de gas y, por último, el calentamiento eléctrico. Las estufas de inducción y los microondas, por su parte, generan energía nociva y están prohibidos en esta dieta.

Entonces, la mejor forma de cocinar es a la parrilla, debido al contacto directo con el fuego. Esto puede hacerse a la brasa directamente o en una olla puesta sobre el fuego. Si me permiten darles un consejo, les diré cómo ahorro tiempo en la cocina. Lo que hago es preparar la comida en el fuego para varios días: carnes, pimientos, cebolla, calabaza, papa, setas y otras verduras; las aso por partes sobre las brasas. Las setas las coloco en una olla de hierro fundido, lo que permite acumular el sabroso jugo para utilizarlo después. Lo mismo se puede hacer con cualquier verdura o carne. Luego, se puede refrigerar todo para guardarlo durante varios días o congelarlo por un período más largo. En cuanto a la congelación, no se recomienda descongelar y volver a congelar la comida varias veces, pero hacerlo una sola vez es aceptable. Es mejor cocinar de una vez una comida sana y refrigerarla para calentarla después, que cocinar diariamente a fuego de mala calidad, o peor aún, dañino.

Muchos se estarán preguntando: "Entonces, ¿agregamos más yang a la comida y bajamos de peso?" Si fuera tan simple, ya habríamos encontrado una píldora universal para bajar de peso hace mucho tiempo. Otro aspecto importante a considerar y que vamos a descubrir más adelante, es la "humedad patógena" que afecta a todas las personas con sobrepeso, ya sean yang o yin. Esta niebla interna es creada por alimentos que creemos que nos ayudan a perder peso, pero, lamentablemente, hacen lo contrario.

Déjenme compartirles una anécdota inspiradora que ha sido mi guía a lo largo de mi vida:

Un joven viajero que pasa por una ciudad ve a un anciano sentado en una plaza mirando al cielo. Se acerca a él y le pregunta:

— ¿Hay algo interesante que ver en esta ciudad?

El anciano lo mira con ojos brillantes y responde:

— Sí, desde aquí puedes viajar a cualquier lugar del mundo.

Continuemos nuestro viaje.

El misterio del Qi: MANTENTE DELGADO SIN EJERCICIO

"Si el qi es abundante dentro del estómago, es capaz de contener alimentos sin sufrir daño, ni sentir hambre después de las comidas. "
(Tratado Sobre el Bazo y el Estómago, siglo XIII d. C.).

Entonces, ¿qué ayuda a los chinos a mantener su metabolismo activo y su índice de masa corporal más bajo de todos los estándares mundiales?

Otro concepto fundamental que existe no solo en el taoísmo, sino también en muchas culturas orientales, es la "Fuerza", "Prana" o, quizás, existen otros nombres que signifiquen la energía que mueve todo en el mundo. En la filosofía china se llama el Qi* (se pronuncia "chi"). Vamos a usar el término chino, que tiene varias traducciones, la más popular es "el aliento", "la fuerza" o "la energía". Se refiere a la energía que da vida a todos los seres vivos en la Tierra y en el universo en general.

*Con la primera letra mayúscula en "Qi" me voy a referir a lo que se atribuye al universo, y con la primera letra minúscula ("qi") a lo que pertenece a un humano o a la comida.

Efectivamente, el Qi es la fuente de todo movimiento en cualquier nivel de la vida, desde la fuerza que mueve grandes planetas hasta la energía que impulsa los procesos dentro de una pequeña célula. Para mí, la mejor definición es: "El Qi es el flujo de energía que mueve todo en el universo". Básicamente, es cualquier energía; todo lo que se mueve tiene su qi. Gracias a esta fuerza, existe todo lo que vive en el planeta: cualquier ser vivo posee qi, porque el qi significa vida. Cuando el qi se agota, concluye la vida.

Por cierto, la muerte por agotamiento de qi es cuando uno fallece durante el sueño u otra forma tranquila y sin dolor, sin haber sido diagnosticado de enfermedad alguna, algo que casi no sucede hoy en día, no obstante, era muy común hace solo un siglo. Mi abuela, la que me llevaba a los campos de hierbas, se fue así.

Regresamos al comienzo de la vida. Todos nacemos con una cierta cantidad de qi que heredamos de nuestros padres, y esta cantidad es diferente en cada ser humano. Este almacén de qi prenatal son las reservas de la vida que se guardan en los riñones y puede ser abundante, lo que resulta en un sistema inmunológico fuerte, o escaso, con una tendencia a padecer enfermedades desde la niñez.

Dado que son los riñones donde se almacena todo el qi, las enfermedades de los riñones son de las más difíciles de curar en comparación con otros órganos, porque el "banco de la vida" está comprometido. Por otro lado, este mismo qi abundante se asocia con un metabolismo activo, salud y juventud prolongada.

Aunque siempre sería ideal obtener de los padres la mayor cantidad de qi posible, algo que hoy en día rara vez sucede, tener un almacén de qi escaso al nacer no es un veredicto definitivo. La buena noticia es que la energía vital heredada de los padres no es el único recurso para vivir, y se puede incrementar.

Un buen ejemplo de esto es Aleksandr Suvórov, quien creció siendo un niño débil, melancólico y de bajo peso, y solía enfermarse fácilmente desde bebé. Aspirando a convertirse en un hombre fuerte, a través de actividades al aire libre y comida sana, Alexander se transformó en un general valiente y de salud robusta, quien no perdió ni una sola batalla durante sus 50 años de carrera militar. Durante las guerras, convivía con los soldados, comiendo con ellos al aire libre y durmiendo en el suelo.

A lo largo de la vida, el qi se repone a partir de dos fuentes: **el aire** y **la comida,** y es crucial prestar atención a la calidad de ambos. Si el suministro es insuficiente o de mala calidad, el organismo sufre, y la persona no solo engorda, sino que también se enferma. Vivir usando solamente el qi heredado, sin reponerlo a través del aire y la comida, es como vivir sin trabajar, gastando la herencia. Al principio pasa desapercibido, pero de repente te das cuenta de que se agotó todo lo que te regalaron.

¿Por qué pasar todo el día al aire libre aumenta el apetito? Porque el qi sano activa todos los procesos del organismo, incluyendo el metabolismo y la desintoxicación, dos procesos importantes para bajar de peso. El aire fresco aporta salud emocional y física, el mar tranquiliza, las montañas brindan energía para alcanzar las metas y la selva nos regala la claridad mental. Cada elemento de la naturaleza desempeña un papel importante en el bienestar del ser humano.

¿Han visto a los chinos practicando Qi Gong? Son ejercicios que ayudan a obtener el qi del aire y suelen realizarse en los parques, bajo el sol y rodeados de vegetación, donde el qi está puro. Si comenzamos a hacer ejercicios al aire libre, bajaremos de peso mucho más rápido que en el gimnasio. Además, durante los esfuerzos físicos, la circulación del qi y de la sangre se acelera, se necesita más oxígeno y es muy importante nutrir las células con qi sano. Lamentablemente, en los gimnasios se encuentra una cantidad significativa de plástico, que emite químicos perjudiciales para la salud, y al inhalarlos absorbemos un qi dañino.

Finalmente, para seguir obteniendo qi sano durante la noche, se recomienda dormir con una ventana ligeramente abierta, así dormimos menos, pero descansamos mejor.

REGLA 2. Pasemos más tiempo al aire fresco para activar el metabolismo, al menos una hora diaria; mientras más tiempo, mejor.

Adelgazamos comiendo

El qi escaso o dañino provoca efectos secundarios desagradables. En mi viaje por diversas dietas y métodos de sanación, ayunos prolongados y vida vegana, se apagó la señal de saciedad, llevándome al borde de la bulimia. Afortunadamente, trabajaba en oficina y no siempre podía comer, pero el 99% de mis pensamientos eran sobre la comida y el 1% en el trabajo. "¿Qué me está pasando? ¡Como mucho, pero siempre tengo hambre!", me cuestionaba a mí misma.

El problema era la falta de qi en los alimentos que consumía. Y las dietas desequilibradas eran solo una parte del problema. Hoy en día ha surgido un problema mucho más grande que la comida no balanceada: en las últimas décadas, la calidad de los alimentos ha disminuido significativamente. Como resultado, hemos perdido una parte considerable de qi, lo que es una de las razones claves del aumento de peso sin precedentes.

Les voy a dar unas reglas generales para elegir alimentos abundantes en qi:

- **El ambiente y el qi original.** Todo lo que crece o vive en un entorno silvestre contiene más qi debido a la resistencia adquirida al sobrevivir en condiciones difíciles, a diferencia de lo cultivado. La alteración química y genética de plantas ha debilitado su qi; de todos, el trigo y el maíz son los cereales que han sido sometidos a la mayor cantidad de manipulaciones humanas por ser alimentos básicos; esos dos contenían mucho más qi hace un siglo que hoy en día. Incluso se ha alterado su composición química; los agricultores, para hacer el sabor más dulce, han incrementado el contenido de azúcares, sacrificando las proteínas. En cuanto a otros cereales o verduras, como el proceso de cultivo crea un ambiente favorable para un crecimiento rápido y con el mayor tamaño posible, esto siempre se logra a costo del qi.

- **Cáscaras, raíces, semillas y germinados.** Las cáscaras contienen más qi que la fruta, las raíces más que la cáscara y los germinados concentran toda la esencia de la vida , por lo que son las mejores fuentes de qi. Otra fuente fenomenal de qi es el caviar, que contiene todo lo necesario para crear una nueva vida. De manera similar, los huevos de pájaros pequeños, como los de codorniz, nos regalan su qi de vida completa. Por cierto, en muchas culturas antiguas se conocía su valor nutricional. Por ejemplo, en Egipto, los novios comían huevitos de paloma en la boda para tener una experiencia inolvidable en la noche de bodas.

- **El tamaño.** Al profundizar en el estudio de qi en los alimentos, aprendí un dato curioso: los seres más pequeños poseen más qi, mientras que lo más grandes contienen menos. Eso quiere decir que los peces pequeños contienen más qi que los grandes: el charal más que el atún, el camarón de cóctel más que el camarón jumbo, los chapulines más que las langostas, el pollo más que la res. El arroz más pequeño, que no ha sido cultivado, aporta más qi que sus variantes grandes, resultados de la selección agrícola.

- **La temporada.** En dietética china siempre se ha enfatizado la importancia de consumir alimentos locales y de temporada. La cosecha de los cultivos locales contiene más qi que los alimentos importados o los cultivados en invernaderos.

- **Carne.** La carne es uno de los alimentos más abundantes en qi; sin embargo, en cantidades grandes produce derivados tóxicos en el proceso de asimilación. Esto sabían nuestros ancestros, y en casi todas las culturas, los platillos de carne se acompañaban con hierbas, especias y verduras que neutralizaban su efecto algo tóxico. Además, hay que regular la cantidad de carne dependiendo del clima, sexo, edad y otros factores. En países calurosos, lo ideal es consumirla en dosis mínimas, y también se recomienda reducir su consumo con la edad. En general, los hombres pueden consumirla en mayores cantidades que las mujeres.

- **Preservación del olor, color y la textura.** En verduras y frutas frescas el estado de qi se refleja en su color, olor y textura; mientras más conserven su estado original, más estarán preservando su qi. En cada alimento este período de vida es diferente: para algunos es corto y se echan a perder rápido; como los frutos rojos, hierbas, frutas y verduras; básicamente, es la cosecha de verano de textura ligera y piel delgada. Las verduras que maduran en otoño tienen la cáscara más gruesa para guardar su qi durante la temporada de invierno, que se extiende por varios meses. Los cereales duran muchos años. Los alimentos enlatados, congelados y descongelados varias veces solo conservan los restos de su qi original. Los alimentos secos conservan su qi mientras preserven el color y no contengan moho. Y si bien casi todos los alimentos pierden su qi con el tiempo, curiosamente, las setas y las cáscaras de frutas cítricas se vuelven más medicinales después de secarse durante varios meses.

Se puede concluir que esta dieta es bastante económica: compramos cereales baratos no cultivados, camarones pequeños y verduras locales en su temporada. Y si no sabemos cuál es la cosecha de hoy, siempre se puede ver en los mercados locales, e incluso por los descuentos en los supermercados.

Ésta es otra diferencia entre la cocina oriental y occidental. Si consideramos lo que se come en Occidente, encontramos filetes de salmón, atún, carne de res o cerdo, todo de gran tamaño y con menos qi, acompañados de unas pocas verduras. Además, compramos productos modificados para "bajar de peso" como leche deslactosada, productos "light" bajos en calorías, bebidas súper filtradas y pasteurizadas, todos derivados de su qi original. No sé sobre su potencial para bajar de peso rápido, pero dudo mucho que activen el metabolismo y ayuden a mantener el peso ideal a largo plazo.

En cambio, en los países orientales se consumen especies de menor tamaño: pescados pequeños, insectos como chapulines, germinados, hierbas, hongos y raíces. Esta dieta ha generado en sus poblaciones un metabolismo activo desde la niñez. Desafortunadamente, con la llegada de restaurantes occidentales de comida rápida, incluso en Oriente comenzaron a sufrir de sobrepeso. Es otra lección que nos enseña que alejarse de la sabiduría de los ancestros no es bueno.

REGLA 3. Implementemos alimentos con mayor cantidad de qi, siguiendo las reglas mencionadas.

¡Cocina en silencio, por favor!

Un anciano monje budista tenía un cocinero que le preparaba su comida diaria y se la llevaba a la misma hora todos los días. El chef amaba al monje y siempre le complacía con platos sabrosos.

Un día, un amigo visitó al cocinero mientras estaba cocinando. Contentos de verse, comenzaron a charlar sobre los momentos especiales de su juventud, riendo y bromeando.

A la hora habitual, el cocinero llevó la comida al monje y se retiró. Al regresar una hora después para recoger los platos, se sorprendió al ver que el monje no había tocado la comida.

El fiel sirviente, triste y preocupado, le preguntó:

— ¿Puse demasiado sal, o qué sucedió, querido maestro? ¿Por qué no comió nada?

El monje lo miró con cariño y le respondió:

— Todo está bien. Solo quería pedirte un favor. La próxima vez, cuando cocines, hazlo en silencio, por favor.

Para nuestros ancestros, la preparación de la comida no era un proceso rápido ni mucho menos desagradable. Era un ritual sagrado a través del cual la comida podía curar a la persona que la comía e incluso salvar de la mala suerte. Ejemplos de esto se encuentran en los libros sagrados en varias religiones. Por otro lado, con una energía negativa se destruye el qi saludable. En mi opinión, el mensaje del monje era el siguiente: "Si no sabes rezar preparando la comida, al menos hazlo en silencio para no perturbar su qi".

De ahí surge una pregunta: "¿Cuál qi es mejor, el de la comida casera cocinada con amor o el de un restaurante, guisado por un trabajador cansado o con actitud negativa?" Aún más, ¡imagínense el qi de la comida que uno consume viendo una película de terror! Si tan solo pudiéramos ver lo invisible a nuestro alrededor, no nos preguntaríamos por qué hemos sido golpeados por todas las enfermedades terribles en el último siglo.

Recuerdo bien el sabor de la última comida que cocinó mi mamá. En aquellos días, yo trabajaba mucho y regresaba a casa en la noche. A pesar de estar muy enferma y tener dificultades para levantarse de la cama, ella me quiso consentir y preparó la cena. Cuando regresé del trabajo, probé el caldo y lo sentí amargo. Le pregunté qué le había agregado porque el sabor era desagradable, pero me aseguró que todo era fresco como siempre. Tenía mucha hambre, pero por más que lo intentaba, no lo podía comer. Era muy extraño, mi mamá siempre cocinaba muy rico. Este platillo, el caldo de pescado, fue el último que preparó en su vida. Estaba tan triste y tenía tanto dolor que se lo transmitió a la comida.

Este año fue el más difícil de mi vida, llegando a tocar fondo. No solo fallecieron mis dos padres, sino que también nuestra casa se quemó por completo en pleno invierno. A las dos de la noche salimos de prisa, solo con nuestros abrigos puestos, sin tiempo para recoger ni pasaportes ni dinero. Pero lo que más me preocupaba era que se quemaron las hierbas medicinales que le daba a mi mamá diario, hierbas que eran difíciles de conseguir. Pasaron meses antes de que me llegaron otras, pero ya era tarde: mi mamá falleció. Ella era mi tesoro más sagrado que tenía, la única persona que me ayudaba a sobrellevar los momentos más duros de mi depresión. Ese mismo año, también perdí mi trabajo y muchas cosas más.

"No hay mal que por bien no venga". Dios me liberó de todas las ataduras, de manera fuerte pero clara como el agua. Mi pasión por la dietética china y mi experiencia con los poderes curativos de las hierbas me animaron a seguir adelante. Estaba fascinada con mi nueva carrera. Para entonces, ya estaba estudiando en mi tercera escuela de la medicina tradicional china y no me enfocaba en solamente aprobar los exámenes; dedicaba todo mi tiempo libre a aprender más. Aunque no era la mejor en acupuntura, me destacaba en dietética y longevidad, compartiendo información que nadie más conocía.

¿Cómo se relacionan Yin y Yang con el Qi?

La respuesta es simple: El Qi es la energía y Yin o Yang son su carácter. Cada sustancia o alimento posee su qi que puede ser de naturaleza yin o yang.

Cuando comenzamos nuestras actividades temprano en la mañana, nos sentimos felices y llenos de energía. Al contrario, en la noche, nos tranquilizamos y disfrutamos del Yin. Aunque el Qi del universo permanece constante durante 24 horas, su carácter cambia: nos proporciona Yang con la luz del sol, creciendo desde la medianoche hasta el mediodía, y se transforma en Yin a medida que se acerca la noche. El Yin se transforma en Yang y viceversa en el ciclo eterno de la vida.

Tomemos el viento como ejemplo: en el desierto es yang porque trae calor y sequedad, mientras que en climas fríos, una tormenta de nieve es yin. Es el mismo viento, pero su carácter es diferente. De hecho, esto encuentra su explicación en la física, a través del concepto de los dos tipos de energía: cinética y potencial.

Por lo tanto, las personas que quieren agregar a su energía y optimismo tienen que salir a caminar por la mañana, antes del mediodía, lo cual también se recomienda durante las temporadas frías. Por otro lado, para aliviar la ansiedad y dormir mejor, deberíamos absorber el Yin de la noche. Esto es crucial durante las temporadas de calor para contrarrestar la influencia del Yang extremo. La naturaleza es una gran fuente de bienestar; simplemente no somos conscientes de su poder.

¡No congeles tu metabolismo!

Un día me puse a contemplar sobre el mundo moderno y lo lejos que nos hemos alejado de nuestros ancestros, y escuché este diálogo en mi cabeza:

OCCIDENTE:

- *Amigo, he leído sobre el descubrimiento del siglo: las calorías. ¡Tienes que tomar agua fría antes de comer porque vas a gastar más calorías y bajar de peso!*

- *Mesero, ¿Por qué no manejan algo de arroz integral? Es más sano que el pulido, porque contiene fibra.*

ORIENTE:

- *¡Que interesante! - Contestó Oriente.*
- *Mesero, tráeme una taza de té verde, por favor.*

Empieza su platillo de arroz blanco pensando: "No creo que nuestros ancestros fuesen tan tontos cuando limpiaron el arroz..."

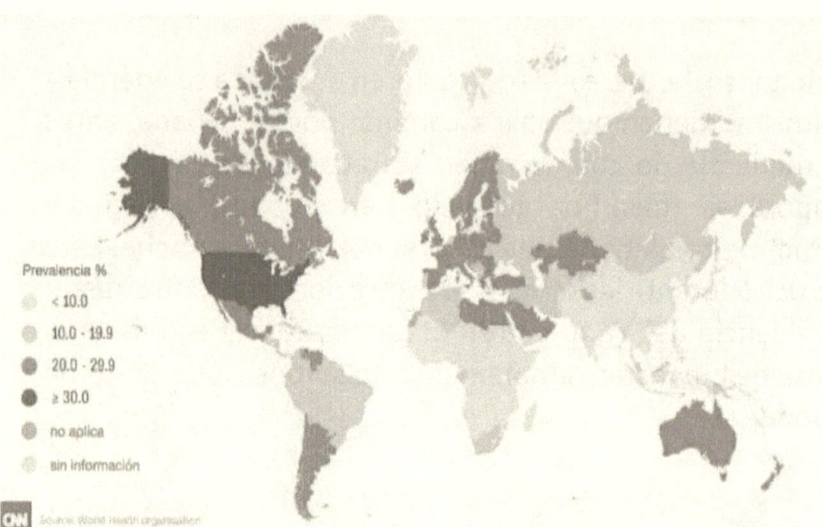

- *Querido Oriente, ¿sabes que los mariscos que estás comiendo elevan el colesterol? Yo no los cómo, porque tengo presión alta por el colesterol elevado.*

- *Amigo, la verdad, desconozco que es "el colesterol", pero tengo más confianza en la sabiduría de los ancestros que en el microscopio.*

"¡Qué mundos tan diferentes!", pensé. Indagué más en esos dos mundos y encontré esta información: "Tasa global de obesidad", acompañada de un mapa donde observé que los países occidentales, supuestamente más desarrollados, aparecían más oscuros debido al mayor porcentaje de obesidad.

Comencé a reflexionar: "¿Por qué dudamos acerca de la sabiduría antigua ya probada y consideramos verdaderas las nuevas ideas que no llevan ni un siglo en la práctica?"

El frío

El frío es una sustancia que pertenece al yin y ralentiza todos los procesos de vida. Un bebé nace todo yang: ágil, feliz, con sus brazos y pies moviéndose sin parar. Al crecer, el yang va disminuyendo y se sustituye por el yin. Un médico chino rara vez receta hielo en casos de esguince. ¿Por qué? Porque, aunque el hielo ayuda a reducir la inflamación y aliviar el dolor, la curación tomará mucho más tiempo. En una obra antigua llamada "El Tratado del Frío Nocivo" se advierte de los perjuicios de estar expuestos a temperaturas bajas durante mucho tiempo, porque el frío penetra en el organismo y causa las llamadas "enfermedades del frío", bloquea la circulación de qi y frena los procesos vitales.

Vivir en un clima frío me generó varios quistes y otros problemas que recientemente me llevaron a someterme a una microcirugía. Cuando regresé para mi consulta de seguimiento, escuché: "Felicidades, hemos obtenido resultados que no esperábamos." Para mí, no es raro escuchar eso; nunca uso hielo ni tomo los antiinflamatorios que me recetan; pues todo esto ralentiza la recuperación. En cambio, paso horas al aire libre y consumo alimentos llenos de qi.

Otra razón por la que nuestros antepasados eran esbeltos es que, hasta hace cien años, no tenían refrigeradores. Comían todo recién preparado, caliente o a temperatura ambiente. Además, sus jugos y otros líquidos fermentaban rápidamente debido al calor, y en lugar del agua fría que consumimos hoy en día, solían tomar esas bebidas fermentadas de energía yin que refrescaban el cuerpo en los días de intenso sol: kombucha en China, tepache en México, kvas en Rusia; en cada cultura existían sus propias bebidas, con una variedad de ingredientes y métodos de preparación. Esas bebidas aportaban bacterias saludables, fortalecían el sistema digestivo y sanaban los intestinos, lo que favorecía notablemente una figura esbelta. Además, todo aquello que fortalece el aparato digestivo impulsa la juventud y la longevidad, ya que es considerado el pilar de la salud. Como bien dice el Canon de Medicina Interna del Emperador Amarillo: *"En tiempos antiguos... mientras la gente consumiera... bebidas fermentadas, las enfermedades podían ser aliviadas."*

Otras formas de aclimatarse durante la temporada de calor incluían el té verde, el caldo de lentejas y otros caldos con alimentos yin. Aunque se consumían calientes, ayudaban a enfriar el cuerpo. Ahora, en cambio, nos hemos acostumbrado a tomar agua fría, no solo en épocas de calor, sino también durante el invierno, e incluso en oficinas con aire acondicionado, sin sentir sed, perjudicando el metabolismo sin piedad.

REGLA 4. Para mantener el metabolismo activo, la comida y la bebida deben estar a temperatura caliente o, al menos, a tiempo.

En las culturas orientales había una buena costumbre de comer lentamente y de forma relajada; es la manera que genera más "provecho", es decir, ayuda a la extracción de qi de los alimentos, que comienza en la boca al masticar bien. De hecho, existe una dieta moderna que requiere tomar un solo bocado cada 30 segundos. También la probé y me gustó, en 15-20 minutos terminaba de comer y solo comía la mitad de mi plato, y ya no tenía más hambre.

De acuerdo con los postulados antiguos, hay ciertas reglas sobre cómo hay que comer: cuando se tiene hambre, sentado y tranquilo. Está prohibido comer rápido, de pie, caminando y distrayéndose con un libro o la televisión, o si se sufre de estrés o una enfermedad. Comer en un estado emocional inadecuado bloquea la extracción de qi de los alimentos y puede causar cólicos. Y si las circunstancias obligan a comer rápido por el trabajo, es mejor optar por alimentos líquidos y calientes, como caldos, o comenzar con un té caliente, ya que lo caliente y líquido prepara el tracto digestivo para comida más sólida.

REGLA 5. Comamos prestando toda la atención a la comida, sentados y solo cuando se tenga hambre.

Si mi lector comprende que no es sano tomar agua fría, especialmente antes de comer, habré alcanzado la meta mínima de mi libro. En cuanto a la meta máxima, es acelerar el metabolismo sin necesidad de hacer ejercicio, simplemente incorporando alimentos que lo activan y eliminando la humedad patógena, pegajosa y persistente, que es el sobrepeso.

¿Por qué los chinos prefieren alimentos cocidos?

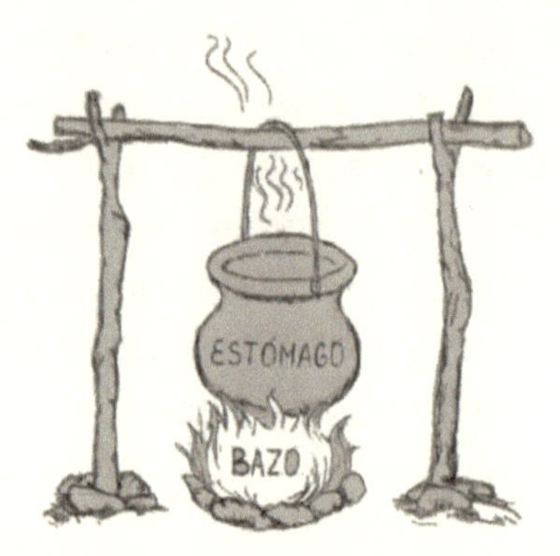

Desde el punto de vista de la dietética china, comer la comida cruda no tiene nada que ver con una alimentación saludable. Los alimentos crudos son difíciles de digerir y solo se pueden asimilar con una fuerte capacidad digestiva, lo cual no es el caso de la gente con sobrepeso. Por ejemplo, las ensaladas, un plato común en las culturas occidentales, no se consideran una comida saludable en China. Les explicaré por qué los chinos prefieren los alimentos cocidos, a pesar de tener un metabolismo fuerte.

En el "Tratado Sobre el Bazo y el Estómago", un antiguo médico chino Li Dong Yuan compara el estómago con una olla y el bazo con una estufa que *"se sitúa debajo del primero y cocina la comida"*. Al ingerir la comida cocida y caliente, el bazo solo tiene que extraer el qi de ella y transportarlo a otros órganos. Sin embargo, la digestión se alarga y se complica al procesar la comida cruda: el bazo tiene que "calentarla" primero, luego "cocinarla" y solo después puede extraer su qi. Son dos pasos adicionales que sobrecargan el sistema digestivo. Como las personas con sobrepeso tienen una capacidad digestiva limitada, en la etapa final de extracción del qi el bazo ya está débil y no puede absorberlo. Incluso, muchas veces ni siquiera logra cumplir con la segunda etapa de "cocinar la comida", y es entonces cuando se pueden observar los residuos de alimentos no digeridos en el proceso de expulsión.

Aquí surge una de las contradicciones con nutriólogos modernos, que consideran beneficioso gastar calorías comiendo alimentos crudos, mientras que la dietética china afirma que esto debilita el sistema digestivo y ralentiza el metabolismo. Por cierto, en China, incluso cocinan las frutas para los postres. De hecho, existe una dieta moderna que sugiere que todas las frutas deben ser consumidas horneadas, como la pera, la manzana o el plátano, lo que coincide con las costumbres alimenticias asiáticas.

Diferentes tipos de la fibra

Otro tema importante a mencionar es que no toda la fibra es igual y se pueden distinguir al menos cuatro tipos de ella, según su grado de digestibilidad.

- **La más dura** es la piel de los granos, como del arroz, avena, etc., que hay que limpiar o, al menos, someterla en una cocción prolongada para ablandarse.
- **Más suave y digestible** es la de las verduras, que igual es preferible cocinar.
- **La fibra ligera** es la de frutas tipo manzana, pera, que se puede consumir cruda únicamente en temporada de calor y por personas con un metabolismo fuerte. Aunque la fibra de las frutas es una de las más fáciles de digerir en comparación con otras formas de la fibra, para las personas con sobrepeso, mi recomendación es preferir frutas cocidas, al menos hasta que el metabolismo mejore.

- **La más suave** es de frutos rojos (moras, frambuesas, cerezas, arándano, fresas), que no necesitan cocción. En esta categoría se encuentran papaya y mango debido a su consistencia suave.

REGLA 6. Para acelerar el metabolismo, hay que preferir la comida con una ligera preparación térmica o fermentada.

El café no se lleva a la cama

Esa palabra mágica, "el café", transmite a la mente energía y alegría, y para muchos es el único estímulo para levantarse por la mañana. Especialmente para las mujeres, que somos yin, es como un motor para comenzar el día. En realidad, ¿sabemos si es saludable o perjudicial? A lo largo del tiempo, ha tenido defensores y detractores. ¿Cómo afecta al cuerpo?

Cuando veo a una persona con ojeras oscuras debajo de los ojos, mi pregunta es: "¿Lo primero que tomas por la mañana es café, verdad?" Y rara vez me contestan que no. No es que no se pueda tomar, pero existe una secuencia matutina que debes brindar a tu cuerpo antes de golpearlo con el café. Pero empecemos desde arriba. Les contaré otra historia interesante.

Como suele suceder, los seres más queridos son las primeras personas con las que experimentamos nuevos aprendizajes. Mi mamá fue la primera modelo de acupuntura, después de practicar con naranjas y manzanas. Mis sobrinos, que jugaban con las mascotas, fueron castigados con un té antiparasitario, que era tan amargo que nada dulce podía quitar el horrible sabor.

Mi hermano tenía que someterse a unos estudios de laboratorio cada año por ser un requisito laboral. Un día tenía los leucocitos elevados, lo que significaba un proceso inflamatorio en alguna parte de su cuerpo, pero los doctores no podían encontrar la causa y corría el riesgo de perder su trabajo. De todas mis recomendaciones elaboradas con mucho amor, solo se le antojaba comer un par de rodajas de betabel en ayunas, pero lo bueno era que lo hizo con disciplina.

Después de dos meses de comerlo diario sus leucocitos bajaron a su nivel normal. Y lo siguió haciendo cada año antes de sus estudios médicos. Se puede pensar: "Claro, incorporó el betabel, una de las verduras más sanas y por eso funcionó". Sí y no. De hecho, el betabel es una verdura popular en Rusia, y siempre lo había comido, pero lo que marcó la diferencia fue comerlo en ayunas en la mañana, porque la comida no se digiere igual a cualquier hora del día.

De acuerdo con el reloj biológico, que es el horario de actividad de los órganos, desde las cinco hasta las once de la mañana es la actividad máxima del sistema digestivo. Por lo tanto, se extrae la mayor cantidad de qi de los alimentos, y también se puede comer más sin engordar. Si tomamos cualquier medicamento temprano a estas horas, su efecto es varias veces más potente que si se toma durante la tarde. Por lo tanto, si deseamos disfrutar de salud y bienestar a lo largo de la vida, la primera bebida y la primera comida deben ser curativas. Entonces, ¿con qué debemos comenzar el día?

5 - 7 a.m.: Tu salud depende de cómo empiezas el día

*"Para prolongar la vida es esencial mantener el estómago
y los intestinos limpios".*
(Ge Hong, un médico y santo del taoísmo, siglo III d. C.)

A todos nos gusta tomar una ducha y sentirnos limpios y frescos, igualmente la limpieza le hace muy bien al tracto digestivo. En las culturas orientales se ha mantenido un hábito de empezar el día con un té, o, al menos, con algo líquido y caliente.

Cuando era niña, solía levantarme temprano solo para tomar té con mi mamá. Era uno de esos rituales matutinos tan comunes en los hogares orientales. Después ella se iba al trabajo y yo me volvía a dormir.

Veinte años después, al estudiar dietética china, recordé ese hábito con cariño. En Kazajistán, tomar té está en la sangre de todos, sin importar la nacionalidad. Al pensar en esos tiempos, sinceramente no recuerdo haber visto a ningún chico o chica con sobrepeso entre los cientos de estudiantes de mi escuela. Muy diferente a lo que vi más tarde en los países occidentales, donde es común tomar agua fría en lugar de té... y también más común ver personas con sobrepeso.

Recuerdo a Claudia, una mujer en Rusia de unos setenta años que tenía un persistente problema de estreñimiento. Después de seguir el consejo de comenzar el día con un té caliente, regresó muy emocionada: "¡No sabía que fuera tan fácil resolver mi problema, lo había sufrido por años!"

Desgraciadamente, comenzar el día con comida es un hábito moderno que se adquirió hace pocas décadas en el mundo occidental que trae su gran parte de culpa en el aumento de niveles de obesidad.

— Y tú, que te dedicas a la nutrición china, ¿qué me aconsejas para bajar de peso? —me preguntó Cindy, una joven gordita, curiosamente de origen chino, que vivía en Oregón —. Subí de peso en los últimos años y no lo puedo bajar.

"Ay", pensé, "¿cómo le explico todo en pocas frases? No tenemos mucho tiempo… ". Y le pregunté:

— ¿Qué tomas en las mañanas?
— ¿Cómo que qué tomo?
— Pues ¿qué comes entonces?
— Desayuno con huevos, tostadas… — y me explicó lo que desayunaba.
— Entonces, ¿empiezas con la comida?
— Sí, y, ¿por qué no?
Obviamente, ni sus genes chinos le ayudaron a mantener un cuerpo esbelto, porque no se trata de genética, sino de hábitos. Si no empiezas el día limpiando los intestinos con algo líquido, caliente y saludable, no cabe duda de que con el tiempo el sobrepeso te ganará. Y esto va más allá de la figura; también es un tema de salud, longevidad y de verse joven. Si queremos lograrlo a largo plazo, no podemos empezar el día con comida, café o un cigarro.

Como se había mencionado, cada órgano se activa en unas horas determinadas y es el mejor período para curarlo en casos de enfermedades. Entre las 5 y 7 de la mañana se activan los intestinos y nos piden la limpieza antes de empezar a trabajar. Además, es un proceso imprescindible para evitar el rebote del sobrepeso. ¿Por qué? Porque muchas veces, el rebote es el resultado de la reintoxicación del cuerpo, cuando las toxinas entran a través de pequeños perforaciones en las paredes intestinales, que rara vez se pueden detectar por el microscopio. La basura intestinal regresa, ensuciando el sistema linfático y se vuelve a almacenar en el tejido adiposo que, por así decirlo, está encargado de retener las toxinas. Por eso, descuidar este favor al tracto digestivo de limpiarlo en ayunas es plantar una semilla de rebote de sobrepeso y enfermedades de los intestinos, como ser celiaco, enteritis o alergias alimenticias, entre otros.

Además, durante la noche el cuerpo pierde los líquidos en una gran medida: no solo procesándolos y acumulando los desechos en la vejiga, sino suelta mucho más a través del sudor y la respiración. Y, al despertar, billones de células demandan hidratación, y es especialmente beneficioso tomar algún té medicinal. Al sanar todo el sistema digestivo, aseguramos que nuestro viaje para adelgazar sea permanente. Entonces, antes que nada, al despertar hay que tomar una o dos tazas de té de hierbas curativas. Más adelante, explicaré cómo preparar tés para bajar de peso siguiendo unas antiguas reglas chinas, con las cuales también podrás crear tus propias recetas.
Aquellos que no pueden comenzar su día sin cafeína, después de tomar un té curativo, pueden continuar con los tés más comunes:

- Para la gente **yin** y para las temporadas de frío: té negro, cacao, chocolate, etc.

ℓ   Rara la gente **yang** y para las temporadas de calor: té blanco, té verde, té pu-erh, té matcha, té mate, té de jazmín, té de manzanilla, etc.

Entonces, ¿es el café sano o nocivo?

Se escucha información contradictoria acerca de él. A veces dicen que es saludable y otras veces que no. Y, al final, ¿por qué el té verde se considera mejor que el café cuando los dos contienen la misma cafeína?

En primer lugar, la cafeína no es igual. Además, el té verde no solo lleva cafeína, sino también taninos que son relajantes y eso genera balance entre los dos elementos ocasionando estimulación y relajación simultánea.

El otro lado de la moneda, bastante oscuro, es que el café consume el qi vital del almacén, y el impulso de energía que sentimos no proviene del café en sí. El hecho de que los dientes de los aficionados al café con el tiempo se vuelvan amarillos no se debe tanto al pigmento del café, sino al agotamiento del "banco de la vida". La cantidad restante de qi vital se refleja en el sistema óseo, del cual los dientes son el mejor espejo. Dientes blancos y brillantes indican un almacén de qi abundante y un sistema óseo fuerte, mientras que los dientes amarillos o grisáceos señalan un desgaste de qi. Las ojeras son otro signo, y en mi práctica, suelen aparecer en personas que comienzan su día con café.

¿Cómo equilibrar los efectos nocivos del café? Algunos nutriólogos recomiendan tomar el doble de agua en relación a la cantidad de café consumido, mientras que la dietética china se enfoca en incorporar alimentos que reemplacen el almacén de qi, y son muy valorados en la medicina tradicional china. Entre ellos se encuentran el ajonjolí negro, los huevos de codorniz, el caviar, la ashwaganda y varias setas orientales tipo reishi o shiitake. Estos no solo restauran el qi en el almacén vital, sino que también contribuyen a recuperar el color de los dientes, regenerar el tejido óseo y mejorar la piel. Además, como el cabello se considera una *"prolongación de los riñones"*, también fortalecen el cabello y previenen las canas.

¿Por qué muchos estudios muestran los beneficios del café? Efectivamente, en las personas del tipo yin el café agrega calor y estimula las funciones de órganos, mejorando el perfil sanguíneo y hormonal, mientras en el tipo yang genera indicadores desagradables, agravando el desbalance.

Por esta razón, a gente yin que se ha acostumbrado al café, cuando no haya acceso a otras bebidas yang, yo sigo aconsejando tomar una o dos tazas de café, siempre después de una buena hidratación del cuerpo con tés de hierbas. En mi opinión, es mejor vivir feliz, aunque tengas que usar la energía de tus reservas, que andar deprimido, con el rostro apagado, luchando todos los días entre un apetito voraz y el sueño, como solía sentirme yo. Y si es posible dejar tomar café, sugiero sustituirlo por té negro o cacao.

Para las personas yang, es importante abandonar el hábito de tomar café puro. El café afecta al corazón más que a otros órganos, acelerando sus latidos y haciendo que ¨el motor¨ del cuerpo trabaje más rápido. En la filosofía oriental, el corazón está encargado del *"sentido del tiempo"*, lo que significa que las personas que siempre andan apuradas, pensando que no tienen suficiente tiempo para hacer todo, son más propensas a sufrir problemas cardíacos. Al consumir café que nos acelera aún más, el riesgo se aumenta. Por esta razón, hoy en día las enfermedades cardíacas son la principal causa de muerte en todo el mundo. Es mejor aprender de la naturaleza, o como dijo Lao Tse: "*La naturaleza no se apresura, pero todo se logra*".

7 - 9 a.m.: Tu primera comida debe ser tu medicina

"Al estómago le gusta la humedad y el calor."
(Tratado Sobre el Bazo y el Estómago, siglo XIII d. C.).

Para las personas que suelen levantarse más tarde, todavía es un buen momento de tomar su taza de té de hierbas para limpiar los intestinos; es una regla universal de empezar el día para todos, ya sea de tipo yin o yang.

De las 7 hasta las 9 de la mañana son las dos horas de la máxima actividad del estómago, y el fuego digestivo sigue creciendo. El organismo extrae el máximo de qi de la comida, y este qi debe ser sano: el "des-ayuno" es el proceso sagrado de nutrir el organismo con alimentos medicinales después de horas sin comer.

¿Cuál es la comida preferida del estómago? Según los tratados, al estómago le gusta *"la humedad y el calor"*, y no le agrada la comida seca ni fría. Al igual que al intestino grueso, es uno de los primeros órganos en demandar líquidos después de que nos levantamos.

Una de las mejores opciones para el desayuno es tomar un caldo: es especialmente importante en la temporada de frío, pero no debe ser descartado en los días calurosos. Se incorporan caldos con los alimentos según lo que nos falte, yin o yang, y son ideales si aún no estamos acostumbrados a tomar té de hierbas al despertar.

Ahora, les presento el "congee", un caldo de origen asiático que se ha cocinado durante más de dos mil años y que ha contribuido significativamente a la delgadez y longevidad de la gente oriental.

Congee: *"Vida y belleza, felicidad y fuerza"* (Buda)

El congee es un caldo que se considera medicinal en la dietética china. Se prepara a base de caldo de carne o huesos, con cereales (usualmente arroz), verduras y hierbas. Comer congee es tan benéfico que muchos libros antiguos sobre la salud y la longevidad lo consideran una práctica especial. A Buda se le atribuyen estas palabras: *"Confiere diez atributos a quienes lo comen: vida y belleza, felicidad y fuerza... Disipa el hambre, la sed y el aire, limpia la vejiga e intestinos, y genera salud"*. En fuentes chinas se dice que *"el congee debe ser el primer alimento que se les da a los bebés después de la leche materna"*. ¿Por qué se valora tanto? Porque un caldo de huesos con arroz no solo fortalece el sistema digestivo, sino que también facilita la absorción de qi de otros alimentos que se le añadan. En otras palabras, la cúrcuma en el congee se vuelve más medicinal que en una infusión de agua. Además, la preparación tradicional mediante la cocción lenta a baja temperatura ayuda a conservar más qi de los ingredientes. Una receta básica de congee se encuentra al final del libro.

No importa que no sea congee, cualquier tipo de caldo caliente es un buen inicio del día para todos. No tiene que ser una sopa con muchos ingredientes; les sugiero empezar con un vaso de caldo hecho a base de huesos o pescado.

Otra manera de desayunar sano son las verduras cocidas; algunas de las más recomendadas son: betabel, zanahoria, espárrago, chucrut, papaya, espinaca, brócoli y las verduras de cosecha local. Las frutas se reservan exclusivamente para la temporada de calor.

Ahora bien, muchos me cuestionarán respecto a tomar jugos. La respuesta es que, aunque sean sanos, no calientan ni fortalecen el tracto digestivo. En el proceso de sanación y adelgazamiento a largo plazo no resultan tan efectivos como los tés. Sin embargo, sí cumplen un papel en la desintoxicación del organismo y se toman en temporadas de calor, siempre después de limpiar y activar el sistema digestivo con un té de hierbas.

Analizando el tema de nutrición y observando a la gente, he llegado a la siguiente conclusión: "La salud se refleja en lo que uno come o bebe en las mañanas". Esta secuencia de un té medicinal seguido por un desayuno sano es la ruta que se debe seguir no solamente para activar el metabolismo, sino también para mejorar considerablemente la salud, seguir manteniéndose activo y lucir joven. Yo siempre trato de tomar dos tés de hierbas y dos comidas saludables por la mañana. Y aún existen recetas antiguas de comida curativa, casi olvidadas en el mundo moderno, las cuales me gustaría compartir algún día en otro libro #taniabouirslongevidad.

9 - 11 a.m.: El desayuno "del rey"

"El bazo está activo de las 9 hasta las 11 de la mañana"

Después de limpiar los intestinos y desayunar sano, se puede disfrutar de otros alimentos menos saludables. Entre las 9 y 11 de la mañana, el fuego digestivo está en su punto máximo, porque el bazo, considerado el rey del sistema digestivo, está trabajando al cien. Yo diría que "podríamos digerir hasta clavos", pero esto no es cierto para las personas con sobrepeso, pues su metabolismo no es el más fuerte. Sin embargo, si comemos alimentos poco saludables durante estas horas, causaremos menos daño a nuestra figura y no subiremos tanto de peso como si los consumiéramos más tarde.

No obstante, siempre es mejor optar por los alimentos recomendados (de los cuales se hablará en el próximo capítulo) para alcanzar más rápido una figura esbelta, una piel radiante y mayor energía.

11 a.m. - 6 p.m.: Comida y cena

"Con un qi abundante, uno conserva una audición aguda y una visión nítida, así como agilidad y fuerza, apareciendo robusto incluso en la vejez".
(Canon de Medicina Interna del Emperador Amarillo, siglo II a. C.)

Después del mediodía, el fuego digestivo comienza a disminuir, alcanzando su capacidad más baja entre las 7 y las 11 p.m., lo opuesto a su punto máximo en la mañana; por ello, se recomienda terminar la última comida antes de las 6 p.m.

Para seguir fortaleciendo el metabolismo cada vez que comamos, es mejor seguir una secuencia específica de platillos que ayuda obtener el máximo de qi. Pero, en principio, debo desmitificar otra creencia moderna que sugiere empezar a comer con una ensalada cruda. Una vez más, nos encontramos con una idea opuesta a un postulado antiguo chino: *"Para un sistema digestivo débil, cualquier comida cruda impone una carga inadecuada para sus capacidades"*, y es peor aún si comenzamos la comida con ella.

1. Empezamos con comida cocida, preferiblemente líquida, como un caldo o estofado, que actúa como aceite para el motor digestivo, preparándolo para extraer el qi de los alimentos que siguen.

2. Continuamos con carne y verduras cocidas, donde éstas últimas en el proceso de preparación deben conservar su color natural con una textura más suave que la cruda, pero no totalmente blanda ni volverse de color opaco.

3. Ahora, cuando el motor del sistema digestivo está funcionando al máximo, se puede consumir comida cruda, como ensaladas o algunas frutas; sin embargo, esto solo es recomendable durante la temporada de calor.

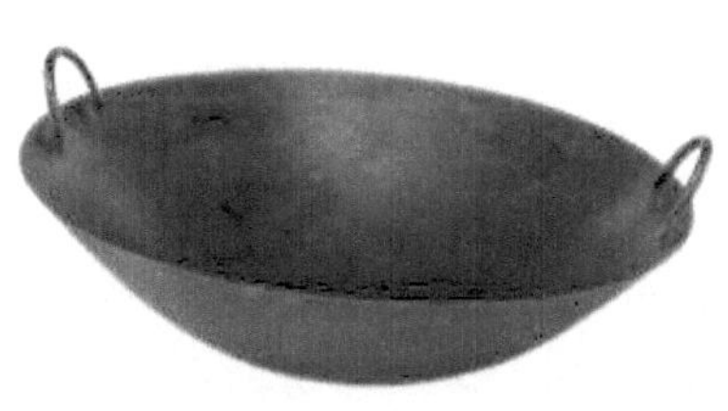

Volviendo al tema de las verduras y cómo cocinarlas para preservar su qi, en otras palabras, su valor nutritivo, en la cocina oriental se utiliza un sartén llamado wok para cocinar a fuego alto por un corto tiempo. El objetivo de esta antigua forma de cocinar es conservar la frescura y el qi de la comida y evitar la oxidación de los aceites. Les sugiero optar por esta forma de preparación durante la temporada de calor, considerando que la comida cruda es difícil de digerir, pero una ligera cocción ayuda a liberar su qi y durante las temporadas frías, preparamos estofados y caldos, que se cocinan con más tiempo y más fuego.

A menudo surge la pregunta: "¿Es conveniente tomar una siesta después de comer?" Para que la comida se digiera, el qi debe dirigirse hacia el interior del cuerpo, mientras que para el trabajo muscular ocurre lo contrario: el qi asciende a la capa externa. Son dos capas distintas y, si el bazo no ha terminado de procesar la comida cuando los músculos empiezan a trabajar, el qi se dispersa entre estos dos niveles, lo que significa que no se puede cumplir completamente con ninguna de las dos tareas: ni absorber bien el que de la comida ni nutrir los músculos como debe ser. Por lo tanto, lo recomendable es no hacer nada que requiera esfuerzo durante al menos media hora después de comer, lo que es especialmente relevante para la gente mayor.

6 p.m. – 5 a.m.: Ayunas

"La comida que el cuerpo no digiere, se come a quién la comió".

(Abu-El-Faraj, médico del siglo IX)

¿Alguna vez has sentido pesadez en la cabeza después de una cena tardía, aunque no hayas tomado alcohol? Son las toxinas de la comida no digerida, y con la edad, la situación empeora.

Después de las 7:00 de la noche el tracto digestivo reposa. Le cuesta mucho más trabajo digerir la comida consumida durante esas horas, y ésta no se metaboliza por completo. Se generan toxinas que, de manera indirecta, contribuyen al sobrepeso y son dañinas para la salud.

La dieta intermitente, tan popular en los últimos años, respalda la idea de dejar descansar al sistema digestivo y coincide con la dietética china, siempre y cuando se ayune por la noche. Para quienes siguen esta dieta, puedo agregar mis cinco centavos: las mejores ocho horas para comer son desde las 9:00 de la mañana hasta las 5:00-6:00 de la tarde. Y, aunque el estómago empieza a "descansar" un poco más tarde, a las 7:00 de la noche, es mejor dejar de comer dos horas antes para dar tiempo a que la digestión concluya.

El cuerpo siempre agradece no comer por la noche, recompensándonos con energía y salud. Recuerdo una vez, en un campamento, que la cena era muy tarde, a las 11 de la noche. En aquella época, cuando aún era gordita, ni siquiera me pasaba por la cabeza comer tan tarde. Así que decidí irme a dormir mientras todos disfrutaban de una cena abundante. Dormí profundamente, y al día siguiente fui la primera en levantarme, a las 5 de la mañana, y los demás se despertaron mucho más tarde, con cansancio y quejándose de que la cena abundante de la noche anterior no les había caído bien.

REGLA 7.
De 5 a 7 a.m.: la primera bebida sana;
de 7 a 9 a.m.: la primera comida sana;

de 9 a 11 a.m.: un desayuno abundante;
de 11 a.m. a 6 p.m.: comida;
de 6 p.m. – 5 a.m.: ayunas.

En las obras chinas se menciona que *"una tercera parte del estómago debe ocuparse por los líquidos, una tercera parte por la comida dura y una tercera parte se deja vacía"*. Se puede seguir esta regla, sin embargo, no he observado que la gente china coma poco, y las porciones suelen ser grandes. Lo que sí sé es que, usando palillos, es difícil comer rápido, aunque lo quieras, como cuando nosotros usamos tenedores. Comer más despacio les permite sentir la saciedad más rápido. Sin necesidad de usar palillos, podemos consumir la comida con toda conciencia, masticándola bien, lo que lleva a comer menos de manera natural.

En resumen, en esta dieta no se limita la cantidad de la comida, mientras que se respetan las horas de comer y se prioriza la comida que baja de peso en lugar de la que lo aumente. Este tema se explora en el siguiente capítulo.

El arcoíris en lugar del microscopio

"Siguiendo la génesis de los cinco sabores y colores... Cualquier persona en la antigüedad que quisiera nutrir la vida y curar el sufrimiento primero tenía que entender este concepto."
(Canon de Medicina Interna del Emperador Amarillo, siglo II a. C).

A menudo escucho algo como: "¡Dame esta receta, este platillo es delicioso!". Y no sé qué contestar, porque, sinceramente, no sigo recetas exactas y, además, casi siempre las cambio, añadiendo más colores y sabores para hacer mis platillos atractivos y saludables.

Como antes no había microscopios y no se tenía información de proteínas, carbohidratos o grasas, los médicos chinos desarrollaron otro sistema de alimentación balanceada, distinto al actual. Observaron el arcoíris y veían todos los colores; comieron diferentes alimentos y sintieron su sabor. Y así llegaron a la siguiente conclusión: *"El balance está en tener todo el espectro de colores y sabores que nos regala la naturaleza".* Y esto lo practican en las cocinas orientales: se nota una amplia variedad de colores y sabores; y desde hace 4 mil años, la medicina china ha atribuido a cada órgano su color y su sabor específico. La combinación de ellos brinda la salud para todo el cuerpo.

En esos tiempos antiguos la gente se sanaba con la comida. Sabían que lo dulce ayudaba a un guerrero a recuperarse después de una batalla, por lo que siempre llevaban miel, y que lo amargo mataba virus, parásitos y bacterias, siendo en esos tiempos el único antibiótico natural, al cual el organismo no podía desarrollar resistencia.

¿Por qué añadimos sal al cocinar un pastel? No es necesario para un postre, sin embargo, se sabe que la adición de sal acentúa el sabor de cualquier platillo. La verdad es que no solo la sal resalta el sabor: entre más sabores se presenten en un platillo, es más delicioso. No nos damos cuenta de que los condimentos son amargos, porque se mezclan con otros sabores; lo que se siente es la armonía, que no solo hace la comida suculenta, sino también regala la salud.

Por ejemplo, el vino tinto contiene la gama completa de los cinco sabores, por lo tanto, es una de las bebidas más ricas. Personalmente, yo percibo los cinco sabores en la Coca-Cola, lo que explica su popularidad.

Desgraciadamente, combinar todos los sabores en un platillo es lo que hace falta en la cocina occidental moderna. A pesar de eso, es bastante fácil cumplir con esta regla: las verduras poseen sabor amargo y ácido; los cereales son dulces; los condimentos son picantes y amargos, y con sal o salsa de soya que es ácida y salada alcanzamos el balance. Y si combinar esto les parece difícil, solo preparemos el condimento tradicional chino, llamado "Las Cinco Especias" (ve al final del libro), que contiene los cinco sabores y, "voilà", misión cumplida.

De manera similar, en la alimentación oriental, un platillo que incluye los cinco colores no es solo una cuestión estética, sino que también significa el bienestar para todo el organismo. Combinamos verduras de varios colores y, sí, vale la pena elegir pimientos de diferentes colores, aunque el sabor sea igual.

Cabe mencionar que, de todo el arcoíris, el color más ausente en la alimentación moderna es el azul-negro (considerado como un solo color), el cual se asocia con los riñones. Los riñones son fundamentales en la medicina china porque almacenan las reservas de qi de la vida, y su salud nos brinda juventud, energía y un sistema inmunológico fuerte. No es casualidad que muchos alimentos de color azul o negro sean los mejores antioxidantes y se les conozca por aumentar la esperanza de vida: moras, ciruelas pasas, maíz azul, ajonjolí negro, semillas de chía, col morada, cebolla morada, entre otros. En mis platillos, siempre agrego estos alimentos, ya que es el color que no debe faltar si deseas ser longevo.

Al preparar la comida, es bueno empezar a desarrollar el hábito de observar qué color falta y agregarlo. Al finalizar la cocción, no olvidemos añadir un generoso manojo de hierbas frescas para darle un toque de verde y así nos convertimos en los mejores chefs. Para más información sobre los sabores, colores y su correspondencia con los órganos, consulta la "Tabla de Los Cinco Elementos" al final del libro.

El único secreto detrás de todos los "superalimentos"

Vale mucho la pena mencionar que el pigmento importa. Cuando compramos frutas y verduras escogemos los colores más brillantes, ¿verdad? Por ejemplo, al ver un pimiento de color amarillo pálido y otro amarillo brillante, seleccionamos el último. Algo nos dice que es mejor y, en realidad, así es.

Al considerar los "superalimentos", las más saludables de todos, podemos notar que muchos de ellos tienen un color profundo, es decir, rico en pigmento, hasta que a veces se extraen colorantes de ellos. Por ejemplo, la cúrcuma está considerada una de las mejores hierbas para el hígado (de hecho, por su color amarillo cura también el páncreas). El pigmento de la raíz índigo de la tinta azul es una poderosa materia para eliminar toxinas. El betabel, los frutos rojos y el vino tinto son llenos de antioxidantes, abonan la sangre y curan el corazón. Y ¡qué difícil es eliminar las manchas de cúrcuma, frutas y vino, ¿verdad?! Porque están llenos de pigmento. Por ello, se puede concluir: aunque se sabe que la mora azul es una de los mejores antioxidantes, se puede sustituir por otro alimento del mismo color como la zarzamora o la ciruela pasa, y podemos estar seguros de que posee un efecto similar.

Y hay que tener en cuenta algo más. ¿Por qué se escucha de los beneficios de ciertos alimentos y de otros no? Por los estudios financiados por empresarios con intereses comerciales. Si sabemos que la alcachofa cura el hígado es posible que un inversionista haya financiado los estudios para vender el producto. Y si los agricultores de eneldo no pueden hacer lo mismo, eso no significa que no sea curativo. En realidad, el eneldo tiene más vitamina C que el limón. O, ¿quién sabrá que el cilantro se considera la mejor hierba para eliminar metales pesados? Y hay mucha más información que no es del conocimiento público por carecer de fines comerciales.

REGLA 8. Cada color y sabor se relaciona con un órgano y el consumo de todos asegura la salud y el metabolismo activo.

Terminando este capítulo, les quiero decir que el organismo sabe cuándo necesita comida. En la gran mayoría de los casos, solo deberíamos comer cuando se tenga hambre, que es algo no común el día de hoy. Sin embargo, cuando nos enfermamos y perdemos el apetito, la familia suele preocuparse: "Tienes que comer algo para recuperarte", dicen. Creemos ser más sabios que el cuerpo por haber leído revistas y periódicos.

Las enfermedades, el estrés y las preocupaciones requieren mucha energía psíquica. Ésta consume el mismo qi que se requiere para digerir la comida y no se pueden cumplir las dos tareas al mismo tiempo. Valoren esos tiempos sin hambre, porque es cuando el organismo se balancea para sobrevivir. No es que el estrés sea sano, pero comer sin hambre, sí, empeora la situación: la comida no se digiere bien y el metabolismo se debilita.

Entonces, "comer sano", en los términos de la dieta china, es comer de acuerdo con esas reglas antiguas: la comida cocida fortalece el sistema digestivo más que la cruda; las ensaladas son para el verano; el agua es para la temporada de calor y solo cuando se sienta sed. Mejor implementemos los tés: verde, rojo, pu-erh y de hierbas curativas, ellos nos van a volver más delgados.

El mundo está de cabeza. Hemos dejado de caminar, pero cada noche no olvidamos encender la televisión. Tememos al sol, y ni siquiera sabemos que los mismos bloqueadores solares, que se supone deberían protegernos, han sido identificados como causantes del cáncer de piel.

Ya no andamos bajo la lluvia, no pescamos, no recolectamos bayas ni setas, y nuestra comida puede almacenarse durante años. No bajamos del coche para hacer las compras; vamos del trabajo a casa y de regreso, sin respirar aire fresco en todo el día. No abrimos las ventanas, pero encendemos los aires acondicionados. A veces levantamos pesas en el gimnasio, respirando profundamente un aire impregnado de plástico.

¿Cómo podemos esperar ser esbeltos y sanos si ya no respiramos el qi puro del aire?

No tengo recetas para evitarlo. Pero al menos, cuando estemos en el bosque, cerca del mar o en algún lugar con aire fresco y limpio, practiquemos respiraciones de yoga: inhalemos lentamente, retengamos el aire el mayor tiempo posible y exhalemos cuatro veces más lento de lo que inhalamos.

«Tienes que tener un sueño para poder levantarte por la mañana» dijo Billy Wilder, director de cine. Levantémonos cada mañana, salgamos e inhalemos el qi puro del aire. Nutrámonos con alimentos que nos den energía, nos hagan sentir ligeros y nos impulsen a volar durante todo el día. Así se refleja el verdadero amor por uno mismo: no en un postre de dudosa calidad ni en la compra de un coche más caro.

El Sobrepeso no es más que HUMEDAD INTERNA

"Si la humedad se desborda, ... los riñones resultan afectados, y las personas pueden enfermarse con dolor abdominal, sintiendo frío, melancolía, pesadez generalizada, irritación y depresión."
(Canon de Medicina Interna del Emperador Amarillo, siglo II a. C.)

Tipo "Humedad"

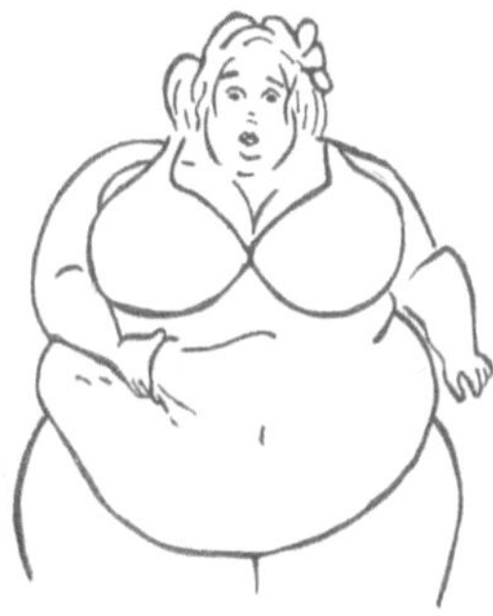

Tipo "Seco"

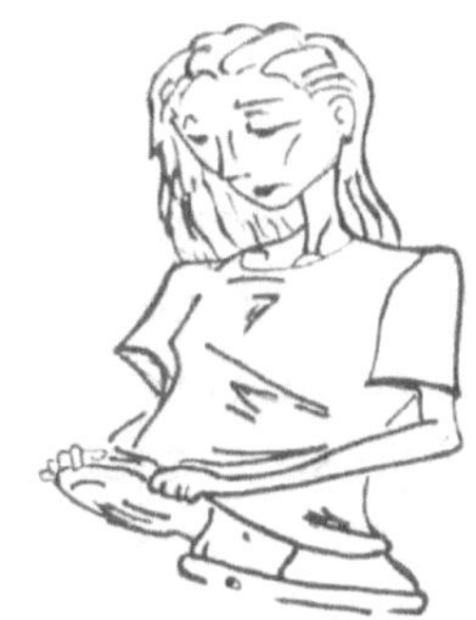

Un día me di cuenta de que mi cara ya estaba redonda como una pelota, ya había sobrepasado 70 kilos y tan solo medía 158 centímetros de altura. Ninguna dieta parecía funcionar, lo que me hacía volver al mismo pensamiento: ¿tendré que vivir toda mi vida con hambre? ¿Es así como viven las mujeres delgadas?

Pensé que la causa era mi genética. Sin embargo, según la medicina china, solo alrededor del 5% de las enfermedades se adquieren genéticamente; lo que afecta es la predisposición a la obesidad por los órganos metabólicos débiles, y esto se puede corregir. Fue entonces cuando recordé mi vida en Asia.

¿Saben dónde viven las abuelas más delgadas del mundo? Las vi durante mi niñez; ellas no pierden su metabolismo con la edad. A veces, observaba escenas curiosas: mujeres de mayor edad, vestidas con ropas abrigadoras, salían a la calle a tomar té caliente y charlar en pleno verano asiático. Se cree que la ropa pesada protege del calor cuando la temperatura exterior es más alta que la del cuerpo. Pues así era, a pesar de que el sol estaba en su máximo esplendor, parecía no afectarlas en lo absoluto, y que debajo de su ropa solo había un gancho con un palo. La costumbre de tomar té caliente es muy común en países orientales, independientemente de la temporada. Sin embargo, hay que aclarar que, en la actualidad, este estilo de vida se observa más en los pueblos remotos que en las ciudades. El "progreso tecnológico", con descubrimientos de nanoelementos y nutriología moderna, y la ayuda de los medios de comunicación, está "abriendo los ojos" a todo el mundo sobre la ignorancia de nuestros ancestros y la inteligencia contemporánea.

Yo no les pido que usen ropa asfixiante, más bien, que no tengan miedo de sudar. La sudoración es un proceso necesario para desintoxicar el cuerpo, mantener buena salud y una figura esbelta.

El sobrepeso es un trastorno del metabolismo de los líquidos

Mientras que la medicina de hoy considera el sobrepeso como un desequilibrio entre la ingesta y el gasto de calorías, la alimentación oriental tiene un concepto bastante distinto. Según el taoísmo, al igual que la naturaleza está compuesta por cinco elementos, se considera que el cuerpo humano posee su propio microclima con los mismos elementos: **frío, calor, viento, sequedad y humedad.** Un cuerpo sano y esbelto es el resultado de tener todos estos componentes del ambiente interno balanceados. Si hay excesos, se producen patrones (o tipos) de frío, calor, humedad, viento o sequedad y sus combinaciones como humedad-frío, humedad-calor, sequedad-frío, sequedad-calor, etc. Basado en esto, ¿cuál elemento creen que predomina en las personas obesas?

Desde hace más de cuatro mil años, en Oriente, la obesidad se considera el resultado de un exceso de humedad interna, conocida como humedad patógena. En otras palabras, se trata de una disfunción en el metabolismo de los líquidos. En lugar de tener un "día soleado" dentro de nuestro cuerpo, predomina un "día nublado".

Como es más difícil moverse en el agua, la humedad interna también impide el movimiento de qi dentro del cuerpo. Las personas con sobrepeso sienten como si estuvieran en el agua: les resulta difícil moverse, levantar los brazos, se cansan rápidamente y son sensibles al clima húmedo. Esta humedad patógena no solo se manifiesta en la acumulación de grasa, sino también en problemas de salud como inflamación y rigidez en las articulaciones, decaimiento del espíritu, mareos, distensión gástrica o abdominal, ronquidos, edema, disminución de la libido, hígado graso, baja concentración mental, entre otros.

Recordemos que ya hemos definido si nuestro tipo es yin o yang. Entonces, esa constante neblina interna se combina con un exceso de yin (frío) o de yang (calor), lo que se va a referir en adelante como acumulación de humedad y frío o de humedad y calor. Por lo tanto, una persona de tipo yang (calor) con sobrepeso tiene una condición de humedad-calor, mientras que el tipo yin presenta una condición de humedad-frío.

Hasta el clima afecta

— La piel es el órgano más grande del cuerpo y es impermeable, - dijo Alexander, un honrado docente de ciencias de medicina contemporánea y lector de muchos simposios, cuyos seminarios yo solía asistir.

Este postulado alopático, entre varios otros, siempre me había costado comprender. Sentada entre el público de unas doscientos personas, finalmente me armé de valor y pregunté:

— Entonces, ¿cómo penetran los ungüentos medicinales en la piel? Si sufres de artritis, frotas una crema y el dolor disminuye, ¿no?

Después de unos segundos de silencio, escuché:
— Es otra cosa.

Es difícil encontrar pautas comunes entre la medicina moderna, que divide el cuerpo en sistemas con médicos especializados para cada uno, y la medicina holística, donde todo está conectado y el objetivo es buscar una sola causa de varias enfermedades. Por cierto, a nosotros, los especialistas de la medicina tradicional china, en muchos países, se nos exige estudiar tanto como a los enfermeros y, sí, sabemos dónde se encuentran los órganos, arterias y venas. Eso les comento a los pacientes que se someten a la acupuntura por primera vez y casi saltan de la mesa por el susto: "No me vas a pinchar el corazón, ¿verdad?"

Volviendo al tema de que la piel es un órgano impermeable y de los casos extremos en los que el ambiente externo efectivamente afecta el interior, recuerdo una historia sobre una paciente de mi mentor, un profesor de California. Su paciente era una mujer de 45 años, de constitución muy "seca", que aumentaba un kilo cada vez que se duchaba, desafiando así el postulado alopático tradicional. Lamentablemente, muchos médicos convencionales han aprendido a ignorar aquellos hechos que no encajan con lo que estudiaron en la escuela, así como la abundante evidencia de recuperaciones holísticas frente a enfermedades graves.

Déjenme darles otro ejemplo de esta conexión con la naturaleza. Cuando llegué a Egipto, vivía en medio del desierto y observaba patrones de salud en la población local. Eran evidentes los trastornos yang: los ojos rojos con tonos amarillos eran comunes debido a las altas temperaturas y la sequedad; la gente sufría ansiedad y enfermedades del hígado a pesar de no tomar nada de alcohol. Allí no están acostumbrados a comer frutas, sino que consumen mucha carne y, además, toman bastante café, lo que exacerba el desequilibrio hacia el yang.

Otro ejemplo: trabajando en un hotel, la llegada de los italianos siempre se escuchaba desde lejos, hablaban incluso con gritos. Observándolos por primera vez después de varias familias ruidosas, finalmente, me atreví a preguntar a mi compañero.

— ¿Oye, Mafer, ¿por qué están peleando todos?

Y me contestó:
— No están peleando de nada, están haciendo el check-in.

Hablar en voz alta es uno de los rasgos principales del yang exuberante. Y, al contrario, en los países nórdicos la gente tiene patrones de frío: los lugares públicos están tranquilos y si se escucha a alguien hablando en voz alta es un problema. Cuanto más al norte esté un país, sus habitantes son menos emotivos y más reservados: características del yin. En climas fríos predominan diagnósticos como "depresión" o "trastorno afectivo estacional"; también pueden surgir quistes, problemas nasales, de oídos y otras afecciones relacionadas con la penetración del frío en el cuerpo.

En los países del sur, las personas son más felices y extrovertidas. Y, aunque parece mejor que el frío, cuando el yang está en exceso, aparecen problemas de salud como insomnio, ansiedad, déficit de atención y, con mayor frecuencia que en la gente del norte, se presentan enfermedades del hígado y varios otros trastornos físicos y mentales.

Entonces, existe un clima atmosférico y otro dentro del cuerpo, y el grande afecta el pequeño. Por la exposición continua al calor, al viento, a la humedad, al frío o a la sequedad podemos experimentar trastornos en nuestro propio microclima, y, por la influencia del clima ambiental existen tendencias a sufrir ciertas enfermedades.

La humedad externa no siempre, pero sí, puede agregar al sobrepeso, y, peor aún, la combinación de frío-humedad: *"el frío atrae a la humedad y la humedad atrae al frío"*, dicen los tratados chinos. Ambos pertenecen al yin, se juntan y atacan doblemente: la humedad acompañada por el frío penetra más fácilmente. De esta manera, no solo aumenta la humedad interna, pero también se apaga el fuego metabólico. Por el contrario, cuando estamos en un ambiente caliente tipo en un cuarto de vapor, por el calor, sudamos, así la humedad no penetra.

En el lado opuesto, un clima seco y cálido puede ayudar a bajar de peso. Si no vivimos en este clima, podemos recrearlo de alguna manera. Los baños de sol son muy útiles para secar la humedad interna, combatir el exceso de frío y absorber el qi del sol. Otra terapia que aumenta el yang y activa el metabolismo es caminar descalzos sobre la arena caliente. Por el hecho de que en las plantas de los pies se encuentran los puntos vitales de todos los órganos, al calentarlos en la arena, agregamos el yang al cuerpo y aceleramos el metabolismo. Y, al contrario de las dos terapias anteriores, estar en el agua aporta yin y es benéfica para la gente yang, trayendo tranquilidad y relajación.

Debido al estilo de vida moderno, el clima actualmente tiene un impacto menor en el cuerpo comparado con el pasado. Sin embargo, si pasamos mucho tiempo en exteriores, aún podemos ser afectados por su influencia.

Allí, en Egipto, empecé a experimentar mis primeros cambios: no solo disfrutando del sol después de años de frío en Rusia para agregar a mi parte yang, sino que también sumergiéndome en las obras chinas. Pronto tuve la oportunidad de trabajar en un salón, donde casi no había clientes y lo único que requerían de mí era mi presencia, así que todos los días llevaba mis libros. Entendí que consumía demasiado alimentos yin, así que dejé de tomar té de menta y lo sustituí por café, cambié cerdo por cordero y empecé a agregar especias picantes. Reactivar mi metabolismo congelado fue un proceso difícil, y los avances fueron lentos: perdía no más de un kilo al mes. perdía, como mucho, un kilo al mes. Sin embargo, el cambio psicológico fue profundo. Si al llegar me sentía perdida y con la autoestima por el suelo, regresé a Rusia siendo una persona completamente transformada.

REGLA 9. Los baños de sol, saunas y caminar en la arena caliente aceleran el metabolismo.

Tomar ocho vasos de agua. ¿En serio?

"Si uno bebe demasiada agua, la respiración de qi en los riñones se rompe, y se destruyen los huesos vertebrales en la región de la cintura".
(Canon de Medicina Interna del Emperador Amarillo, siglo II a. C.)

¿Qué va a pasar si vamos a inundar las plantas con mucha agua? O, ¿quién querría vivir en un clima nublado o con constante llovizna? No sé tú, pero yo no soy fan del moho, hongos, babosas y otros viscosos gusanos que salen de sus escondites, disfrutando de las constantes gotas de agua que yo observaba en mi jardín en Rusia. No cantan los pájaros, ni salen animales bonitos. Los mamíferos y otros seres, que a mí me parecen más agradables, prefieren el sol. Es cierto que los animales necesitan agua, pero nunca he visto a un animal pasando todo el día cerca del agua por miedo a la deshidratación, incluso en climas calurosos. A diferencia de la gente moderna, a los animales no les preocupa alejarse del agua y regresan cuando tienen sed; además, es poco probable que beban sin sentir sed. Por cierto, recordemos que los seres humanos también somos mamíferos.

Cuando llegué a Estados Unidos, me quitaron mis tés favoritos y me dieron agua fría antes de comer. Después de subir 6-8 kilos más, me convencieron de tomar aún más agua, ocho vasos al día, 'como hace todo el mundo'. En ese momento de mi vida, yo era vegana y muy friolenta. Siendo del tipo frío, nunca sentía sed, y beber agua se convirtió en una tortura para mí, pero era muy disciplinada al respecto. Mi metabolismo ya era lento y todo esto terminó por desestabilizarlo por completo. Después, comencé a correr cinco kilómetros diarios, pero para mi sorpresa, no logré bajar ni un kilo.

Ha sido una costumbre durante muchos años ver a la gente con una botella de agua, sin importar el calor o si están haciendo ejercicio. Muchas personas no solo siguen repitiendo, sin titubear, la idea de beber ocho vasos de agua al día, sino que también recuerdan añadir que otras bebidas no cuentan. ¿Saben de dónde se originó esta idea? Pues yo no lo sabía.

Esclarezcamos este mito. Se localizó el origen de los discutidos ocho vasos en el libro: "Nutrition for Good Health" (Nutrición Para Una Buena Salud), escrito en 1974 por los nutriólogos Margaret McWilliams y Frederick Stare. Se cree que éste fue el inicio de la idea que apoyó el New York Times, seguido por la Asociación Americana de la Salud Pública y un par de nutriólogos de reputación mundial. Y no es la primera vez que, por la influencia de algunos medios aparentemente confiables, mucha gente sigue una regla que no ha sido lo suficientemente avalada por estudios; pero sí respaldada por la industria del agua embotellada y de las bebidas edulcoradas y deportivas. Así, poco a poco, el hábito de tomar dos litros de agua cobró auge entre todos, sin tomar en cuenta si estás sudando en el gimnasio o trabajando en la oficina. En la actualidad, más especialistas en medicina, ya sea tradicional o alternativa, comentan que éste es uno de los mayores errores hoy en día.

Desde el siglo VI el "rey" de la medicina china, Sun Si-Miao, recomendó tomar agua solo cuando se esté sediento: *"Las personas sanas comen cuando tienen hambre y beben cuando tienen sed"*. ¿Cuál órgano sufre el primero si tomamos más agua de la que el cuerpo necesita? Los riñones. En estudios más recientes, hay que agradecer las aportaciones del profesor Heinz Valtin de Fisiología Renal del Departamento de Fisiología en Dartmouth (Estados Unidos), con más de 40 años de experiencia en el tema del mecanismo del balance acuático, quien inspeccionó las evidencias científicas sobre "los ocho vasos" y publicó su artículo en el Physiology Journal en el año 2002 llamado: "Drink at least eight glasses of water a day. Really? Is there scientific evidence for "8 x 8"? ("Tomar al menos ocho vasos de agua. ¿En serio? ¿Existen evidencias científicas del 8x8?"). Luego siguieron otros estudios desmitificando esta creencia. Les proporciono un extracto del artículo.

Tomar al menos ocho vasos de agua. ¿En serio? ¿Existen evidencias científicas del 8x8? (Heinz Valtin)

Detrás de la creencia de beber dos litros de agua al día, hay escasa información disponible, y es de dudosa calidad, confusa y con múltiples sesgos de selección. Actualmente no existe evidencia científica que lo recomiende. Nuestros requisitos de fluidos varían según la edad, el tamaño corporal, el sexo, el entorno y el nivel de actividad física personal. El incremento de la ingesta hídrica, probablemente, pueda ser benéfico en personas que realicen ejercicio intenso, con temperaturas elevadas, antecedentes de cálculos renales o en personas mayores con alteración del centro de regularización de la sed. Las personas adultas sanas deben beber agua cuando tengan sed, porque son capaces de regular y mantener la homeostasis fisiológica mediante el mecanismo del balance de los líquidos.

"El agua que se toma sale del estómago rápidamente. Pero si se consume agua a través de los alimentos, como la sopa, esto puede ayudar al estómago a entender que está lleno ya que el agua está ligada a la comida y permanece en el estómago por más tiempo", dice Bárbara Rolls, profesora de medicina de cuidados intensivos en la University College de Londres, *"La idea de que llenarse con agua antes de una comida elimina kilos no está bien sustentada"*, afirma.

«El control de la hidratación es una de las cosas más sofisticadas que hemos desarrollado en la evolución. Tenemos una gran cantidad de técnicas que utilizamos para mantener la hidratación adecuada", dice Irwin Rosenberg, científico del Laboratorio de Neurociencia y Envejecimiento de la Universidad de Tufts en Massachusetts, Estados Unidos. *"En un cuerpo sano, el cerebro detecta cuando el organismo se deshidrata, entonces, activa la sed para estimular a que bebamos. También libera una hormona que envía señales a los riñones para conservar el agua acumulada en la vejiga."*

«En la última década, - dice Courtney Kipps, consultor médico y docente en el Instituto de medicina Deportiva, Ejercicio y Salud de Londres - *conozco al menos 15 casos de atletas que murieron por exceso de hidratación durante eventos deportivos; porque desconfiamos de nuestro propio mecanismo de sed y creemos que*

necesitamos beber más de lo que nuestros cuerpos requieren para evitar la deshidratación." Algo similar sucedió en el caso de Joahanna Pakerham que corrió el maratón de Londres y terminó internada en el hospital: *"Mi amiga y pareja pensaron que estaba deshidratada y me dieron un gran vaso de agua. Tuve un ataque masivo y mi corazón se detuvo. Me llevaron en avión al hospital y estuve inconsciente desde la tarde del domingo hasta el martes siguiente"*, cuenta.

Finalmente, Hugh Montgomery, director de investigación del Instituto de Deporte, Ejercicio y Salud de Londres, concluye: *«No es necesario cargar alrededor de 500 ml de agua en un viaje de 20 minutos, porque nunca te vas a calentar lo suficiente como para transpirar a esa velocidad, incluso si estás empapado de sudor"*. Y, al final, concluyó: *"El único beneficio para la salud de beber más de lo que necesitamos, al parecer, serán las calorías adicionales que gastaremos corriendo al baño con más frecuencia."*

REGLA 10. Tomar agua sin sentir sed no es sano. Cualquier bebida, aunque tenga un efecto diurético, contribuye a la hidratación.
#tomaraguasinsentirsednoessano

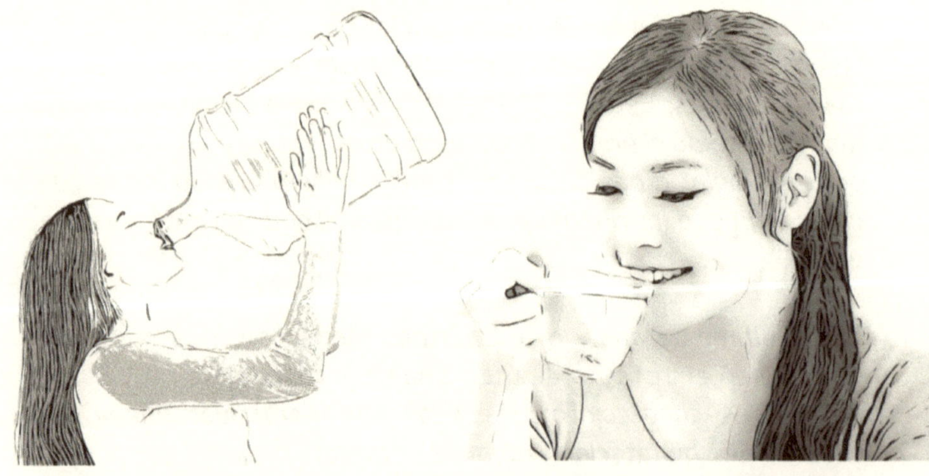

No somos peces babosos, somos mamíferos

¿Por qué los chinos prefieren el té al agua?

"Toda medicina es para curar una enfermedad, pero el té alivia muchas enfermedades".
(Zhen Zan Qi, médico antiguo de la dinastía Tang)

Efectivamente, existe solamente una planta en el mundo que tiene el derecho de llamarse "té": la Camellia sinensis, una planta de origen chino, mientras que cualquier otra hierba en la misma preparación con el agua hervida se debe llamar "infusión". El "té" de manzanilla no es té, tampoco lo son el "té de menta" o el "té de jengibre", y muchos otros. A pesar de eso, como ya estamos acostumbrados a este nombre, lo dejo así. Y el té de Camellia sinensis se suele llamar por su color: té blanco, té amarillo, té verde, té negro y té rojo.

En los países orientales, se consume té durante todo el año, de igual manera como nosotros nos hemos acostumbrado a tomar agua. En China, el té de Camellia sinensis es conocido como "elíxir de la longevidad" y es la única bebida que se puede tomar a diario y toda la vida, el honor que no ha merecido ninguna otra hierba, de las cuales sí se requiere un descanso. La tradición de tomar té infaliblemente les ha llenado de salud y bienestar a esta nación durante milenios.

Este té tiene una gran variedad de propiedades beneficiosas y, ¡sorpresa! contiene la misma agua que es necesaria para el cuerpo; eso es indudablemente. En lugar de hablar de las vitaminas, minerales y otros nutrientes de la planta, mejor les dejo un poema dedicado al té. Es de Lu Tong, poeta chino, para quien tomar té verde era un ritual sagrado:

*"La primera taza humedeció ligeramente la garganta
y los labios;
La segunda me sacó de la soledad;
La tercera eliminó el aburrimiento de mi mente,
Afilando la inspiración de todos los libros que leo.
La cuarta taza causó una ligera transpiración,
Desapareciendo por los poros todos los problemas de
negocios.
La quinta limpió cada célula de mi cuerpo.
La sexta me hizo inmortal."*

Del poema se pueden definir los propiedades del té: hidratar, eliminar la depresión, aumentar la capacidad mental y la concentración, secar la humedad, eliminar toxinas y alargar la vida.

Les quiero citar un resumen de unos estudios de la BBC de Londres del 2006 acerca del té: *"Es un mito que el té deshidrata... No solo hidrata tan bien como el agua, sino también aporta antioxidantes, protege de enfermedades cardiovasculares y algunos tipos de cáncer, además protege de la caries, y apoya a los sistemas óseo e inmune, entre muchos otros beneficios".*

Hay que tener en cuenta que, para activar el metabolismo de los líquidos, es importante la calidad de lo que bebemos. El agua carece de nutrientes como los flavonoides, antioxidantes y electrolitos, que están relacionados con el qi que tiene los tés.

Presten atención a sus deseos: el agua pura se antoja en casos de mucho calor y sed extrema. Y les pido que tengan en cuenta que la calidad del agua de la llave no es la mejor y carece de la estructura adecuada, lo cual puede tener efectos negativos. Para saber más sobre el agua naturalmente estructurada y el agua con clústeres caóticos con efectos destructivos sobre la salud, les recomiendo el documental: "El Agua: El Gran Misterio" (Rusia, 2008).

Por esta razón, el agua que consumimos no satisface eficazmente las necesidades de las células, a diferencia de los tés. Su consumo excesivo genera humedad patógena, es decir, líquidos estancados en el organismo que no alcanzan las células. Como resultado, las células sufren de deficiencia de líquidos, mientras que la humedad se acumula entre los tejidos, llevando al sobrepeso.

Para prevenir la acumulación de la humedad patógena, es fundamental atender la sensación de sed e hidratar el cuerpo con líquidos de calidad o agua estructurada, en lugar de recurrir a refrescos o agua de la llave; esto se vuelve imprescindible durante el ayuno y después de sudar. La calidad de los líquidos con los que se hidratan las células pronto se manifiesta en la salud.

Otro hábito perjudicial que nos impide bajar de peso es tomar agua durante las comidas. En lugar de permitir que el jugo gástrico procese los alimentos sin dilución, al agregar agua creamos una mezcla que el sistema digestivo no puede manejar adecuadamente. Claro que, en ocasiones, podemos sentir que la comida está demasiado seca y se requiere algo líquido; en este caso, es preferible optar por caldo, té o jugo que ayudan a la digestión.

Permítanme preguntarles: ¿alguna vez han visto en pinturas antiguas a personas sentadas a la mesa con vasos de agua? ¿O han leído en relatos de siglos pasados sobre esta costumbre? Personalmente, yo no lo recuerdo. En las montañas de Georgia, las personas suelen acompañar la cena con vino y son famosas por su longevidad. Antes de la invención de los refrigeradores, los jugos no podían almacenarse por más de un día, lo que llevaba a su fermentación y resultaba en bebidas con una graduación alcohólica que oscilaba entre los 2° y los 15°, siendo el vino una de ellas. Estas bebidas sí acompañaron las comidas de nuestros ancestros. Debo aclarar que no soy partidaria del alcohol, pero sí de la variedad de bebidas naturales que no solemos considerar.

Otro hecho no conocido es que los monjes chinos afirman que los ayunos sin agua son más saludables que con agua, aunque son más difíciles de aguantar y pueden ocasionar consecuencias graves para la salud si no se realizan de manera correcta. No es nuestra intención experimentar ayunos secos, solo les aconsejo crear un clima interno similar al que, a mí y a muchas personas, nos gusta disfrutar afuera: un intercambio entre el sol y la lluvia, prestando atención a la verdadera sed.

Para poder tomar mucha agua, primeramente hay que llegar al tipo seco. Aunque yo lo alcancé ya hace muchos años, rara vez tomo agua, tal vez cuando sudo mucho durante el verano y siempre con limón. En su lugar, prefiero tomar diferentes tipos de té, eso lo aprendí en Kazajistán y lo observé en China, y hasta ahora no he sufrido de deshidratación ni me han detectado cálculos renales u otros padecimientos que se mencionan en los medios de comunicación hoy en día. Creo que les falta investigar los hábitos alimenticios asiáticos. #loschinostomanté.

Las diferencias entre los tés de la Camellia sinensis

Aunque todas las formas de procesamiento de la Camellia sinensis poseen las propiedades descritas en el poema, existen diferencias entre los tés. Las formas no oxidadas (el té blanco y el té verde) son de la naturaleza fresca (yin) y de propiedades antioxidantes. Las hojas oxidadas tienen energía caliente y agregan yang. Consideremos sus tipos.

Té blanco

De todos los tés, el blanco, de color dorado claro y con una fragancia floral, aporta la energía más yin. En comparación con otros tipos, las hojas del té blanco son jóvenes, se recogen incluso en capullos y están mínimamente procesadas. Contiene altos niveles de antioxidantes y fortalece los dientes, la piel, el cabello y el sistema inmunológico.

Té verde

Son las hojas maduras que se exponen a la luz del sol o al aire caliente durante una o dos horas, solamente con el propósito de alargar su duración, pero no son realmente oxidadas. El té verde posee la naturaleza fresca y, en términos generales, las propiedades de té blanco y té verde son similares.

Té oolong (wulong)

Es un tipo de té popular con hojas retorcidas que se asemejan a la forma de un dragón, por lo que también se le conoce como "té de dragón negro". Las hojas se cosechan cuando alcanzan su punto máximo de madurez y se procesan con diferentes niveles de oxidación (entre el 10% y el 80%). Este té se clasifica como una variedad de los tés amarillos y tiene una naturaleza cercana a la neutra por estar entre el té blanco y el negro.

Té negro (o rojo)

Tiene naturaleza caliente, con hojas más oxidadas que las de otros tipos de té. Lo que llamamos "té negro" es conocido como "té rojo" en China, debido al color que adquiere al prepararse. Cuanto más rojizo es su matiz, mayor es su calidad. Uno de los tés rojos más conocidos en Occidente es el English Breakfast (Desayuno Inglés) de diversas marcas. Abundante en enzimas, este té ayuda a digerir comidas pesadas y grasas.

Té pu-erh

Conocido como "negro" en China, este té proviene de la provincia de Yunnan. Su sabor especial, con toques terrosos, se obtiene mediante un proceso de fermentación que dura entre seis y cincuenta años, lo que puede elevar su precio hasta los cielos. La fermentación le confiere energía yin y lo destaca por su capacidad para fortalecer el sistema digestivo.

Entonces, ¿cuál es la mejor forma de tomar tés para adelgazar?
Mis recomendaciones son: tomar té blanco y verde en ayunas, debido a sus propiedades antioxidantes y antiinflamatorias, y optar por tés amarillo y rojo después de comer, gracias a sus propiedades digestivas y su capacidad para descomponer la grasa.

REGLA 11. Sustituir el agua por el té caliente activa el metabolismo, elimina la humedad interna, y es parte indispensable de la dieta.

Varios familiares siguen burlándose de mí porque casi no tomo agua, y es entendible: "No hay profeta en su tierra". Ellos no saben mucho de la alimentación oriental, pero a ustedes les comparto un secreto: la calidad de los líquidos es muy importante. No solo porque el sobrepeso es un trastorno del metabolismo de los líquidos, sino porque los líquidos se absorben mejor que la comida. Los médicos de la antigua medicina sabían que la mejor forma de consumir hierbas era en infusión, ya que es más eficaz y absorbible en comparación con otras formas como pastillas o polvo. Por ello, los líquidos tomados en las mañanas y durante el día juegan un papel clave en la activación del metabolismo. Por cierto, al momento de publicar este libro, a mis 47 años no tengo "piel de naranja", algo que a menudo noto en personas más jóvenes que yo, que abusan del consumo de agua sin sentir sed.

Los Estudios y la Organización Mundial de la Salud

Hoy en día cada persona tiene que hacerse responsable de su propia salud. Aunque los médicos y las instituciones de salud puedan tener las mejores intenciones para la población, al final no se van a preocupar por nuestro bienestar individual tanto como nosotros. Les recomiendo verificar cualquier información presentada ya sea en libros o internet, incluyendo la que escribo yo. Vale la pena leer libros como "Don't let your doctor kill you" ("No dejes que tu doctor te mate") de Erika Schwartz, así como otros contenidos del otro lado del campo científico. Cualquier información, especialmente financiada por una parte interesada, debe ser analizada antes de aceptarla.

Cabe recordar que la pirámide nutricional aprobada por la Organización Mundial de la Salud fue incorporada en los Estados Unidos con el propósito de promover una alimentación saludable. Incluso las escuelas de todo el país comenzaron a seguir las recomendaciones de la pirámide en sus servicios de catering, ofreciendo sándwiches y hamburguesas a los alumnos. Dicha dieta, no suficientemente analizada y sustentada, llevó al país a liderar en otro aspecto: la obesidad. Y, en cuanto a carbohidratos, proteínas y grasas, quizás la pirámide coincida en proporciones con la alimentación oriental, pero falta un ingrediente principal: el qi. La gente comenzó a confiar en microscopios, y nuevamente, no funcionó. Cualquier tipo de hallazgo debería pasar por décadas de evaluación antes de ser recomendado y administrado a toda la población, creo yo.

Los sabores amigables: insípido, amargo y picante

Los antiguos monjes dejaron un valioso legado para las generaciones posteriores: en sus largas rutinas de meditación estaban descubriendo propiedades de diferentes sustancias. Durante sus ayunos, probaron alimentos para determinar si eran yin o yang y qué órganos sanaban. Dentro de la amplia gama de conocimientos sobre cada uno, principalmente nos interesa conocer de los sabores que bajan de peso y los alimentos que activan el metabolismo. Estos constituyen una parte significativa de la comida asiática, la cual no se limita únicamente a China.

Consideremos los sabores y los alimentos "desecadores" que eliminan la humedad patógena, es decir, ayudan bajar de peso, y veamos que nos dicen los tratados chinos sobre ellos.

"El sabor insípido aporta al qi y elimina la humedad"

En el Tratado Sobre el Bazo y el Estómago su autor Li Dong Yuan distinguió el sexto sabor, importante en la parte dietética, el insípido, que elimina la humedad, trata edemas y fortalece el sistema digestivo. Es el primer sabor importante para bajar de peso y, además, los alimentos insípidos poseen la energía neutra, adecuada para cualquier tipo, sea yin o yang, donde el arroz es un alimento regio.

Otro ejemplo del sabor insípido, benéfico para adelgazar es la parte blanca de los frutos que se encuentra entre la parte interna y la cáscara, ya sea de naranja, toronja, sandía, melón, etc. Esta parte no solo elimina la humedad, sino se ha comprobado que combate varios tipos de cáncer.

Los alimentos insípidos son literalmente los que no tienen un sabor distintivo: arroz, calabaza, chía, estigmas de maíz, germinados, jícama, llantén, maíz, mijo, nabo, ñame, pechuga de pollo, pepino, sandía (incluyendo las semillas y la cáscara usados en infusiones), etc.

"El sabor amargo elimina la humedad y calor"

De todos los sabores, el amargo casi no se encuentra en la comida moderna y es aún más potente para bajar de peso que el sabor insípido. Es especialmente recomendable para el tipo humedad-calor, pero también se lo tiene que incorporar el tipo frio.

Anteriormente, los alimentos con sabor amargo eran consumidos frecuentemente por nuestros ancestros (presentes en verduras y en la mayoría de las hierbas culinarias), y eran esbeltos y sanos. Este sabor elimina la humedad, y la mayoría de los alimentos que lo contienen son de naturaleza fría; calman el exceso de yang, ayudan a la digestión, eliminan toxinas, favorecen la evacuación intestinal y la diuresis. Estas propiedades adicionales completan el proceso de bajar de peso y lo convierten en un elemento poderoso para reducir medidas. Además, este sabor incluye una gama curativa contra enfermedades crónicas: es antibacteriano, antiviral, antimicótico y antiparasitario; trata enfermedades inflamatorias y estimula la expulsión de bilis, previniendo la formación de cálculos biliares.

Con respecto a las amargas píldoras chinas para adelgazar, no conozco todas, solo he visto algunas que se elaboran con hierbas medicinales, pero incluyen extractos muy concentrados de ingredientes amargos con un efecto drástico que drenan la humedad por todas las vías: diarrea, sudor y hasta vómitos. Aunque son eficaces para adelgazar, desgraciadamente, hacen daño al sistema digestivo y desprestigian la dietética china. En realidad, esas hierbas se usan en casos de emergencia, tales como cálculos biliares, apendicitis aguda y no con el propósito de bajar de peso.

Y, finalmente, acerca de lo más popular del sabor amargo en la dieta: el café. Al contrario de otros alimentos amargos, tiene energía caliente, elimina la humedad, estimula la circulación de qi y de la sangre, que ayuda bajar de peso, y se recomienda para el tipo frío en cantidades razonables, una o dos tazas al día.

Los alimentos amargos son: ajenjo, albahaca, alcachofa, algas marinas, almendra, arúgula, bergamota, cacao, café, cardo mariano, centeno, cerveza, cilantro, crustáceos, cúrcuma, diente de león, espárrago, espinaca, hígado de animales, llantén, lechuga romana, maíz azul, mijo, mostaza, nabo, quínoa, perejil, rábanos, tanaceto, té (Camellia sinensis), tomillo, vinagre, vino y las hierbas culinarias.

"El sabor picante elimina el frío y activa la circulación del qi"

Al viajar por el mundo, se puede notar que en restaurantes asiáticos, como los de la comida china, japonesa o indonesia, donde predomina lo picante, el ambiente es de buen ánimo y de risa. Este sabor no solo agrega yang y ayuda a combatir la depresión, sino que también acelera la circulación de qi para eliminar la humedad más rápidamente. Vale la pena mencionar que las personas obesas tienen el flujo de qi más lento debido a la humedad que lo obstruye y que impide bajar de peso. Cuanto más rápido circule el qi, más activo se vuelve el metabolismo.

La mayoría de los alimentos picantes tiene energía caliente, que activa el metabolismo en las personas yin. Además, cuando se padece un resfriado, el primer día se recomienda consumir condimentos picantes mientras el frío aún esté en la superficie, para expulsar el patógeno a través del sudor antes de que penetre en las capas profundas.

Las personas con exceso de yang deben escoger alimentos picantes que no sean calientes y para ellas existe toda la familia crucífera: col, col rizada, coliflor, col de Bruselas, brócoli, nabos, arúgula, pak-choi, entre otros, todos de energía neutra o fresca. Esta familia y otros alimentos picantes tratan eficazmente enfermedades autoinmunes y neurodegenerativas: reumatismo, asma, bronquitis, fibromialgia, Parkinson, Alzheimer, y combaten tumores. Nuevamente, en los medios contemporáneos se pueden encontrar advertencias sobre la familia crucífera debido a su alto contenido de ácido úrico. A pesar de ello, en varias culturas algunas especies, como los nabos, han sido alimentos básicos por siglos y no se han observado consecuencias negativas. De hecho, se requeriría consumir enormes cantidades para desarrollar gota relacionada con las crucíferas; es más probable que ésta se presente por el consumo excesivo de alcohol, carne o café.

Los alimentos picantes son: ajo, alcohol, apio, arúgula, brócoli, canela, cáscara de frutas cítricas, cebolla, cebollín, cilantro, chiles picantes, clavo, comino, col, coliflor, crisantemo, daikon, hinojo, jengibre, menta, mostaza (semillas y hojas), nabo (raíz y hojas), orégano, ostiones, papaya (semillas), perejil, pimienta negra y cayena, rábanos (raíz y hojas), vino, wasabi, etc.

Los alimentos "desecadores"

De los sabores mencionados, ahora profundicemos en los mejores alimentos "desecadores" y comencemos con los cereales, los cuales desempeñan un papel fundamental en la cocina oriental, ya que constituyen una parte considerable de la dieta. Entre ellos, el arroz es especialmente popular.

Arroz

"El arroz representa la armonía del Cielo y la Tierra, es capaz de completar el aliento qi", se dice en Canon de Medicina Interna del Emperador Amarillo.

— ¡Ahí comen arroz y pollo todos los días! —me contó mi amigo al regresar de Bali —. ¡Y son flacos todos! — concluyó.

Al viajar a Malasia, Indonesia, China, Japón y otros países orientales, se puede observar la gran cantidad de arroz que comen en esos países y se mantienen esbeltos. En China, le llaman "la semilla de la vida", y en los países asiáticos representa el pan. El arroz no solo elimina la humedad, sino también activa el metabolismo, fortaleciendo el sistema digestivo.

Otra gran confusión que proviene de las dietas modernas es pensar que el arroz integral es mejor que el arroz pulido. Sin embargo, en las civilizaciones orientales siempre se ha utilizado el arroz pulido, ya que consideran que su cáscara es difícil de digerir.

La naturaleza del arroz es *neutra* con sabor *insípido*. Una obra clásica sobre farmacología de Li Shicheng dice que el arroz *"limpia la respiración, elimina la ansiedad, calma la sed, calienta el interior, armoniza los gases del estómago, nutre y fortalece los músculos"*. Otras obras dicen que el arroz *"suprime el deseo de comer dulces"* y, además, trata vómitos, náuseas, inflamación, diarrea, debilidad física y psíquica.

De manera similar a cómo se puede aprovechar un asado para cocinar durante varios días, lo mismo puede hacerse con el arroz. Se cocina al estilo chino, en el cual se utiliza menos agua, y se puede guardar en el refrigerador para consumirlo durante 2-3 días. Yo suelo prepararlo a base de caldo de huesos y lo combino con huevos para el desayuno y con verduras asadas para el almuerzo o la cena.

Ahora llegamos a un punto crucial para quienes dicen que el arroz engorda. Antes que nada, elegimos el arroz menos alterado y más económico. Luego, lo cocinamos al estilo chino (ve la receta al final del libro), donde la proporción de agua es 1:1.25 en lugar de 1:2, de manera que el arroz quede más seco y vamos a ver el efecto.

Maíz azul

El maíz, alimento básico en los países latinoamericanos, es un "desecador" que favorece la pérdida de peso, a diferencia del trigo, que está ganando popularidad y desempeña un papel opuesto. Sin embargo, no todas las especies de maíz son iguales.

Así como pasó con el trigo, el maíz ha sido cambiado por selecciones agrícolas y modificaciones genéticas, convirtiéndose en una planta bastante distinta a la original. El maíz que se vende hoy en día no tiene nada que ver con el que se consumía hace un siglo, y con esas modificaciones se alteraron sus propiedades indígenas: la especie original contenía mucha más proteína que azúcar, mientras que hoy está lleno de azúcar y carece de proteína.

No obstante, de acuerdo con varios especialistas agrícolas, el maíz azul no ha sido modificado y ha preservado sus propiedades originales. Contiene una variedad de nutrientes antiinflamatorios, antineurodegenerativos y cuatro veces más antioxidantes que el arándano, lo que previene la propagación de las células cancerígenas.

El maíz original tiene energía fresca, sabores insípido y ácido; los tratados chinos afirman que refuerza el estómago, el corazón y los riñones. Esto último se explica por el color azul, que se asocia con los riñones. Cabe aclarar que todos los alimentos de color azul o negro sí benefician a los riñones, pero eso no significa que todos los alimentos que fortalecen los riñones deban ser de color azul o negro. Esta regla se aplica también a los demás colores y órganos.

Mijo

Este grano tiene energía *fresca*; sus sabores son *amargo e insípido*, dos sabores importantes para bajar de peso, y se llama en China el "pequeño arroz". Es uno de los cereales con propiedades medicinales, pero despreciado en la cocina occidental por su sabor amargo. El mijo, aún más que el arroz, elimina la humedad y es un excelente alimento básico para adelgazar, aunque no fortalece el sistema digestivo tanto como el arroz. Sobre eso, el mijo trata úlceras estomacales, vómitos, digestiones lentas y pesadas, calma la tos, ayuda a eliminar parásitos, trata acné, cistitis, anemia y cansancio, reduce las náuseas durante el embarazo y tiene propiedades antiabortivas. Según la sabiduría china, cenar con mijo ayuda a conciliar mejor el sueño.

Centeno

El centeno tiene energía *neutra* y, similar al mijo, sus sabores son *amargo* e *insípido*. Beneficia al bazo, al hígado, al corazón y a la vesícula biliar. Entre sus propiedades son: fortalecer huesos, uñas, esmalte de los dientes y cabello, regular el tránsito intestinal y reducir los niveles de colesterol malo. Es abundante en antioxidantes que combaten enfermedades cardíacas, cáncer de mama y de colon, entre otros; elimina la humedad y activa la circulación de qi.

Quínoa

Es *neutra*, posee sabores *insípido* y *ácido*. No se encuentra mucha información de quínoa en los tratados antiguos; a pesar de eso, los especialistas modernos de la medicina china le atribuyen propiedades antiinflamatorias, la capacidad de eliminar la humedad, prevenir el cáncer de mama, la osteoporosis y tratar las enfermedades del corazón y los riñones.

Lentejas

De naturaleza *fresca* y sabores *insípido y amargo*, las lentejas eliminan la humedad y fortalecen el bazo. Es un buen cereal para el verano porque disipa el exceso de calor y elimina toxinas. Además, las lentejas bajan los niveles de triglicéridos, colesterol malo y azúcar en la sangre; esta última propiedad se atribuye a todos los alimentos que contienen el sabor amargo.

De acuerdo con el color de las lentejas, se pueden definir propiedades adicionales (consulta la Tabla de los Cinco Elementos para la referencia):

- Las **negras**: fortalecen a los riñones, aportan a la energía sexual y al almacén vital del qi;
- Las **verdes**: depuran el hígado y son refrescantes (yin);
- Las **rojizas**: mejoran la circulación de qi y la sangre, desinflaman y tratan las enfermedades del corazón;

- Las **blancas**: ayudan a proteger los pulmones, el intestino grueso y refuerzan el sistema inmunológico;
- Las **amarillas**: fortalecen el sistema digestivo.

Los germinados de lentejas, al entrar en contacto con el agua, se vuelven más yin, lo que potencia su capacidad para eliminar el calor y, gracias a su color verde, desintoxican el hígado.

Garbanzo, frijol y habas

Son alimentos de energía *neutra o fresca* que fortalecen el sistema digestivo, eliminan la nociva humedad y tienen otras propiedades dependiendo de la especie. Hay que tener en cuenta que las legumbres, al ser difíciles de digerir, requieren un trato especial antes de cocerse. Nuestros ancestros las remojaban en jugos cítricos y luego las cocinaban a fuego lento; si se cuecen de manera incorrecta, pueden causar indigestión. Entre todas ellas, se destaca el **garbanzo**, que es el más digerible y está descrito en obras antiguas como un alimento que elimina la humedad más que los demás y es muy recomendable incluirlo en la dieta para todos los tipos.

De entre todos los **frijoles**, optamos por el frijol negro, ya que fortalece los riñones y, por lo tanto, contribuye a la longevidad

Soya elimina la humedad, el calor y fortalece el bazo. La salsa de soya, a diferencia de la sal, no retiene el agua tanto como esta última; y es recomendable consumirla en su forma orgánica, es decir, hecha de soya que no sea genéticamente modificada.

Carnes

De acuerdo con la dieta china, así como se puede alterar la temperatura en la Tierra desde +50°C hasta – 50°C, también se debe cambiar la porción de carne y, por cierto, varía ampliamente: desde 5% hasta más de 50% en una porción.

Vamos a reflexionar: Para la gente que vive cerca del Círculo Polar Ártico, la naturaleza no suministra más que pocas plantas durante el "verano", y todo el año la comida accesible son principalmente carne y pescado.

Recuerdo esta anécdota popular en Rusia:
Dos hombres se están asoleando en la playa del mar en el sur. Uno de ellos vive en Siberia y el otro es una persona local. En una plática agradable, finalmente el último pregunta:

— Oye, amigo, escuché que no hubo verano este año donde vives, ¿es verdad?

— ¿Cómo no? ¡Claro que sí! Solo que yo no lo vi porque trabajé ese día.

Como anécdota, recuerdo mi experiencia vegana en un clima de - 20 - 30 °C. Antes de ir al trabajo, desayunaba dos o tres platos de cereal y, aún así, me quedaba con hambre porque esa comida no me satisfacía. Salía al trabajo y, como no tenía coche, caminaba. A pesar de la ropa pesada que vestía, sentía que el frío penetraba hasta mis huesos: el frío externo se combinaba con el frío interno debido a la comida vegana, que es yin. ¿¡Imagínense ahora a la gente que vive en Siberia comiendo sandía o plátanos!? A pesar de todas las propiedades saludables que tiene la sandía, para este clima no es sano consumirla, por que se va a enfriar el metabolismo. Además, al consumir alimentos yin en el clima frío, se debilitan las fuerzas inmunes y con el tiempo se desarrollan enfermedades crónicas.

Por el contrario, en un clima caliente, ingerir una gran cantidad de carne no es bueno para la salud debido a los derivados tóxicos producidos en el proceso de su metabolismo. Por ello, desde la antigüedad, la carne en los países del sur siempre se ha preparado con abundancia de verduras y hierbas que eliminan los desechos tóxicos.

Además del clima, la porción de la carne en la comida depende del sexo, edad y esfuerzos físicos; se agrega con la actividad física y su necesidad disminuye con la edad.

La carne blanca tiene sabor *insípido*, elimina la humedad y fortalece el sistema digestivo, mientras que **la roja** tiene sabor *dulce* y agrega humedad y entre más grasa contenga, es más dulce. A pesar de que la carne roja es dulce, ésta no genera tanta humedad como la grasa pura. A continuación, voy a proporcionar los tipos de carne que ayudan a bajar de peso.

Pollo y pavo
El pollo es *tibio*, refuerza el sistema digestivo y los riñones, y combate la anemia facilitando la producción de sangre.
El pavo tiene propiedades similares al pollo, pero es más yang, fortalece el sistema digestivo, aporta sangre y calienta las extremidades.
Las pechugas de ambos tienen el sabor *insípido* y eliminan la humedad.

Venado

Otro tipo de carne sugerido en la dieta es el venado, es de energía *tibia*, más yang que el pollo y contiene una menor cantidad de grasa; refuerza el bazo y el estómago, y se recomienda para el tipo frío.

Algunas fuentes antiguas afirman que el venado fortalece el qi y el yang de todos los órganos, por ello tiene un alto valor en la dieta. Además, aporta sangre, activa la circulación de qi y combate el síndrome de fatiga crónica.

Res

La res es *neutra*, refuerza el estómago y el bazo, nutre el qi y la sangre, fortalece los huesos y elimina la humedad. **La ternera**, una vaca menor de 12 meses de edad, contiene menos grasa y es más recomendable para bajar de peso.

Cordero

Posee energía *más caliente* de todas las carnes mencionadas, es de sabor *dulce* y fortalece el bazo y los riñones. Aunque la carne de cordero no tiene entre sus propiedades la de eliminar la humedad, sin embargo, de manera similar al venado, se recomienda para el tipo frío porque aporta yang a todo el cuerpo y acelera el metabolismo. Se debe consumir en la temporada fría o en casos de falta de energía, y está contraindicada para el tipo yang.

¿"El Estudio Chino" comprueba el vegetarianismo?

Escuché una vez una plática de un monje chino sobre su vida en un monasterio. Un periodista le preguntó cómo los monjes viven sin proteína animal. El invitado explicó que sí ellos limitan bastante el consumo de proteína animal, pero no la eliminan por completo; aproximadamente un 90% del año no la consumen, y el 10% restante sí.

Muchos nutriólogos citan al "Estudio Chino" para argumentar que el consumo de carne empeora la salud. La realidad es que, según el estudio, las personas que comían más proteína animal, en comparación con las que consumían menos, presentaron más marcadores negativos para la salud. Así concluyeron que comer carne es dañino y que ser vegetariano es sano. Sin embargo, en los libros que interpretan esos estudios casi nunca se menciona que aquellos con resultados positivos sí consumían proteína animal, aunque en pequeñas porciones. El estudio, en realidad, aboga por la reducción de la proteína animal, pero en ninguna parte dice que la gente la eliminó por completo.

Aunque no soy partidaria de los microscopios y nanotecnologías, muy a menudo, los estudios imparciales confirman la sabiduría ancestral. Si buscamos las mejores fuentes de vitamina D3, que compensa la falta de sol, ¿qué encontramos? Las mejores fuentes son: pescados de aguas frías, manteca, mantequilla, queso, huevos y carne roja; todos de origen animal, es decir, alimentos accesibles en climas fríos. No se encuentran ni frutas ni verduras.

Ha habido varios casos de personas vegetarianas que incluso han desarrollado cáncer, sin mencionar otros problemas de salud. Uno de ellos fue una figura pública, Savely Kramarov, quien la mayor parte de su vida fue vegetariana, practicaba yoga y corría cada mañana. Su objetivo era "vivir hasta los 140 años" y, según sus familiares, era raro encontrar a alguien que cuidara tanto su salud como él. A pesar de todos los esfuerzos, fue diagnosticado con cáncer de colon.

Después de la extirpación del tumor, surgieron problemas de coagulación de la sangre que resultaron en ceguera y en varios derrames cerebrales.

Esto nos lleva otra vez al concepto del equilibrio: la moderación en todo, evitando los extremos. En la historia de China, la proteína animal ha sido una parte esencial de la dieta durante miles de años.

La "basura" que te ayudará a bajar de peso

Desde hace milenios, se ha observado en los países asiáticos que las personas pobres que consumían alimentos desechados por los ricos gozaban de mayor fuerza y salud. Estos alimentos incluían cáscaras y semillas de frutas y verduras, así como partes de animales y pescados como piel, escamas, patas, huesos, cartílagos y órganos internos que eran descartados por los ricos.

Uno de los aspectos importantes en mi especialidad es hacer comprender la importancia de consumir todas las partes de las plantas y los animales. Por ejemplo, una receta ancestral implica hervir las escamas de pescado a fuego lento durante varias horas para obtener una gelatina que, consumida diariamente, ayuda a mejorar la visión. Asimismo, se emplea el tiroides de animales para tratar el hipotiroidismo y la bilis para problemas de la vesícula biliar, entre otras recetas naturales. Al limitarnos a comer solo filetes, descuidamos el soporte vital que ofrecen los órganos internos. Incluir estas partes en nuestra dieta es esencial para la energía, la belleza y la longevidad.

Tomemos otro ejemplo: la piel de las verduras contiene significativamente más nutrientes que su parte interna. Del mismo modo, las cáscaras y semillas de las frutas tienen más qi que la fruta en sí. Reflexionemos sobre la función de la piel: su papel más importante es proteger, lo que en los seres humanos es el sistema inmune. Esta correspondencia es conocida como "la firma de la naturaleza", y se sabe bien que un sistema inmune robusto es fundamental para la salud.

Personalmente yo soy una gran aficionada de esta "basura". En lugar de usar solo agua para preparar caldos o arroz, preparo un caldo vegetal con pieles de cebolla, ajo, papa, zanahoria, ramas de cilantro, perejil, tallos de brócoli o coliflor, y otras partes que generalmente se desechan. Recuerdo una época en mi vida cuando descubrí las propiedades medicinales de estos ingredientes y me convertí en objeto de bromas y burlas por parte de mis amigos. Ellos comían naranjas o manzanas y me pasaban las cáscaras, que yo comía. Incluso una vez hice puré con la piel de papas, que afortunadamente, solo mi madre observaba como lo comía. Para ser honesta, el sabor era desagradable. Pero experimenté y ahora comparto la experiencia: no es necesario comer directamente esas cáscaras y otras partes; es la infusión de ellas que la que lleva los beneficios.

— Yo solo duermo cuatro horas cada noche y eso ya lleva muchos años. - Me dijo una vez Alex, mi compañero de trabajo. – Lo único que me ha ayudado a conseguir un buen sueño es un té de plátano.
— ¿Y cómo lo haces? – pregunté.
— Hiervo tres plátanos con su piel por varios minutos y lo tomo en la tarde.

Es decir, no fueron los plátanos ni siquiera su piel lo que le ayudó a Alex a dormir bien por la noche, sino la infusión, porque el líquido siempre es más asimilable que la parte sólida.

Vale la pena mencionar otro tema crucial en la actualidad: en todos los países agrícolas, los humanos han agotado la tierra de nutrientes, y lo siguen haciendo más rápido de lo que se puede reponer, incluso con fertilizantes. Hoy en día, ni una sola verdura ni fruta en los supermercados tiene el mismo valor nutritivo que tenía hace un siglo. ¿Recuerdan los tiempos cuando una manzana llenaba toda la cocina con su aroma y al cortarla se oxidaba rápidamente volviéndose color café? Yo ya no los observo más.

Los agrónomos señalan que hay muy pocos países en el mundo que logran mantener el ciclo de la naturaleza, utilizando los excrementos de animales y hasta de los humanos como fertilizante. No obstante, esas frutas no son las que se venden en los supermercados. Por ello, si quitamos las cáscaras, las semillas y otras partes de las plantas, no nos queda casi ningún valor nutritivo, lo que en el lenguaje oriental se traduce como qi o prana.

Los animo a descubrir los increíbles beneficios de las semillas y cáscaras, y a incorporarlos en su alimentación. Los huesos duros, como los de aguacate, mamey o manzana, se agregan a los tés, mientras que semillas como las de papaya se pueden consumir directamente. ¡Pequeños cambios que activan el metabolismo y fortalecen la vida!

Los sabores neutros: salado y ácido

Aunque los sabores salado y ácido se consideran "humidificadores" por su propiedad astringente y su capacidad de retener agua, su beneficio medicinal ayuda a bajar de peso en varios tipos de obesidad, y solo contribuyen al sobrepeso cuando se consumen en cantidades excesivas. ¿Para quiénes sirven estos sabores para adelgazar?

"El sabor salado disipa los estancamientos"

El sabor salado es astringente y retiene el agua. Por ello, la dieta sin sal es efectiva para adelgazar, sin embargo, no es saludable. El Canon de Medicina Interna del Emperador Amarillo menciona: *"El frío contrae, por eso el sabor salado se usa para corregirlo"*, lo que significa que el frío puede causar nódulos y el sabor salado los dispersa. Este sabor también hidrata y equilibra los Intestinos, trata trastornos de la tiroides, escrófula, tumores, quistes y pólipos, que son los mismos nódulos en sí.

Es crucial elegir una sal de alta calidad, como la del Himalaya, y evitar la blanca refinada, que carece de microelementos y retiene mucha más agua por no estar balanceada con minerales.

Los alimentos salados son: algas marinas, amaranto, mariscos, pescados del mar, sal y soya.

"El sabor ácido calma el espíritu y limpia la sangre"

El sabor ácido no ayuda directamente a bajar de peso y el jugo de naranja no adelgaza. Sin embargo, este sabor desempeña un papel muy importante en el mundo moderno: desintoxica el hígado y limpia la sangre, razón por la cual se añaden frutas cítricas en los jugos desintoxicantes.

Descongestionar el hígado ayuda reducir medidas alrededor de la cintura, de lo que se va a tratar en detalle en el último capítulo de los tipos del sobrepeso. Además, el sabor ácido tiene propiedades calmantes y las frutas cítricas son mejores antidepresivos que el chocolate.

Los alimentos ácidos incluyen: arúgula, cereza, ciruela, fresa, granada, kiwi, limón, manzana, naranja, piña, toronja, uva, vinagre, vino, entre otros.

Otros alimentos "desecadores"

Finalmente, completemos los alimentos "desecadores". Adicionalmente a los mencionados, otros alimentos que eliminan la humedad son: aceitunas, ajo, alfalfa, algas marinas, almeja, almendra, amaranto, anguila, anchoa, anís, apio, arándano, arúgula, berro, brócoli, caballa, café, calabaza, camarón, canela, cardamomo, cáscaras cítricas, cebolla, cebollín, cilantro, champiñón, chícharo, clavo, col, colinabo, eneldo, espárrago, estigmas de maíz, jazmín, jengibre, flor de Jamaica, hierbabuena, huitlacoche, kiwi, lechuga romana, limón, maté, melón amargo, menta, mora, mostaza (semillas y hojas), nabos, nuez moscada, orégano, papaya, pepino, pera, perejil, piña, pimientas negra y pimientas picantes (chili, etc.), portobello, rábano y sus hojas, sandía, sardina, shiitake y otras setas, tamarindo, té verde y negro, uva.

En general, es muy recomendable incluir en la dieta todas verduras, porque la gran ventaja de ellas es que contienen el sabor amargo que elimina la humedad.

El sabor enemigo: desconoce qué es estar satisfecho

"Se debe evitar comer un solo sabor en exceso, incluso si hay un deseo de comerlo. Eso perjudica al qi'".
(*Tratado Sobre el Bazo y el Estómago, siglo XIII d. C.*).

"El sabor dulce agrega al cuerpo"

Se cree que los seres humanos carecen de una señal de saciedad para los alimentos dulces debido a las experiencias de supervivencia durante guerras y calamidades. Esto se atribuye a que el sabor dulce es el único que proporciona una reposición rápida de energía, y para recuperarse pronto la naturaleza nos permite consumirlo en cantidades mayores que los otros sabores. Los guerreros solían llevar miel para este propósito específico.

Sin embargo, en la actualidad, la cantidad de alimentos dulces ha aumentado progresivamente y ya no los consumimos con el propósito de recuperarnos después de una batalla. Y aún más, si bien lo dulce que se encuentra en alimentos naturales está compensado por un abanico de otros sabores y fortalece el sistema digestivo (el sabor dulce se atribuye al bazo y al estómago), el extracto puro de dulce, como el azúcar, es perjudicial, no contiene el qi, y, por el contrario, descompone el bazo y daña los riñones: *"Demasiado sabor dulce debilita los riñones y la cara se torna negra"*, citan tratados chinos, donde el matiz negruzco del rostro refleja el desgaste de las reservas del qi. Eso se aplica a cualquier extracto de dulce, ya sea de caña o frutas.

Así que, por lo pronto, consideremos en la dieta el sabor dulce natural, que fortalece el bazo: betabel, calabaza, camote, carne, cereales, chícharo, elote, frutas, manteca, mantequilla, miel (en poca cantidad), nuez, papa, regaliz, zanahoria, etc.

Hasta que se active el metabolismo y se alcance el peso deseado, mi recomendación es evitar el azúcar. Después, se puede consumir en cantidades razonables por las mañanas, cuando el metabolismo es más fuerte. Es importante seguir el horario de comer, terminando con la comida abundante a las 5 o 6 de la tarde.

Dos razones detrás de la obsesión por el dulce o el hambre constante

Las dos causas más comunes detrás del deseo de comer dulces y la intolerancia al hambre son: un sistema digestivo débil o la presencia de parásitos, y, en la mayoría de los casos, los dos conviven en armonía. Hubo un período de mi vida cuando yo tenía un hambre insoportable, y no podía concentrarme en el trabajo ni disfrutar de la vida sin llevar comida en mi bolsa.

El sistema digestivo débil puede ser resultado de una dieta escasa en qi, desequilibrada en sabores y colores, o ayunos prolongados y todo esto era mi caso. En una ocasión, durante mi viaje a San Petersburgo, dejé a mis compañeros que fueron en una excursión por los canales de la ciudad más hermosa de Rusia, porque no podía aguantar el hambre. Mis manos empezaron a temblar, sentí mucha ansiedad y ya no me importaba la excursión. Decidí ir a un restaurante a comer algo, a pesar de que todos habíamos desayunado un par de horas antes. Aunque nunca se me había diagnosticado diabetes, ahora, en retrospectiva, sé que tenía todos los síntomas de azúcar de la sangre elevado. Nunca consulté a un médico con este problema de hambre continuo, pero al corregir mi dieta logré devolver a mi cuerpo su equilibrio, eliminar el deseo de comer dulces y desarrollar tolerancia al hambre.

Para recuperar el sistema digestivo agotado, existe una categoría de alimentos que fortalecen el bazo: ajo, anchoa, anguila, calabaza, camote, cáscaras cítricas, cebolla, cebollín, cereza, chícharo, cordero, conejo, cúrcuma, espelta, guanábana, jengibre, jícama, habas, lentejas, mamey, maíz, mijo, nabo, ñame, papaya, pollo, pavo, quínoa, res, setas, yuca, zanahoria, y el fundamental es el arroz, que, como señalan las obras médicas chinas, *"calma el deseo de comer dulces"*.

En cuanto a la presencia de microorganismos parasitarios, ésta puede ser una consecuencia natural de la primera condición. Un bazo débil acumula humedad y crea un ambiente favorable para parásitos de cualquier tipo. Las hierbas más eficaces y accesibles para combatirlos son, entre otras, el ajenjo y el clavo. Más adelante, proporcionaré un programa antiparasitario que aborda ambas razones y es muy efectivo para eliminar este deseo traicionero.

Los alimentos "humidificadores"

En términos generales, la humedad es un elemento necesario tanto en el clima exterior como en el ambiente interior, y es importante mantener una humedad sana, especialmente para los pulmones y el tracto digestivo, porque estos órganos están conectados con el ambiente a través de la comida y el aire, que no siempre están limpios, y necesitan una capa protectora que debe conservarse húmeda. Aquí solo se toca el tema de la humedad nociva que, con el tiempo, se convierte en grasa corporal.

Ahora, continuamos con alimentos del sabor dulce, que agregan a la humedad patógena o sobrepeso.

Trigo

— ¿A poco no voy a comer pan durante tres semanas? —se preocupaba mi jefe tras entrar a un cuanto supermercado chino y no haber encontrado nada que pareciera pan.
— ¡Vamos a un restaurante! —sugerí.

Entramos en un restaurante y mi compañero sacó un diccionario que decía "pan" en mandarín. Un mesero vio la palabra y no la reconoció. Llegó otro y pasó lo mismo. Finalmente, el tercero, aparentemente el más inteligente, asintió confirmando que sí lo tenían y se fue.

Respiramos con alivio y escogimos platos auténticos chinos: sopa de patas de pollo y otra de aleta de tiburón, esperando el pan para acompañarlos. Pasaron diez minutos y no llegaba el pan, así que tuvimos que apurar al mesero, quien nos miró raro, pero finalmente lo trajo. Resultó que "el pan" era un postre hecho de harina de arroz. Ahí nos quedó claro que sí, íbamos a vivir sin pan todo el viaje.

Hace siete siglos, un "rey" de la medicina china, Li-Dong Yuan, describió el trigo: *Tiene energía fresca, calma el sistema nervioso y produce humedad"*, destacando que los productos de su fermentación: *"el grano mojado en el agua"* como la levadura y el alcohol producen más humedad que el trigo en sí. De hecho, esta afirmación se atribuye a los tres cereales fermentados: la cebada, la avena y el centeno.

Hay que aclarar que no toda la fermentación es mala. Al contrario de los cereales, las verduras fermentadas, como el chucrut o los pepinillos fermentados, están llenos de probióticos, ayudan a la digestión y fortalecen la capa protectora del tracto digestivo al contribuir con la humedad sana.

¿Por qué no engordan los italianos que comen pasta a diario?

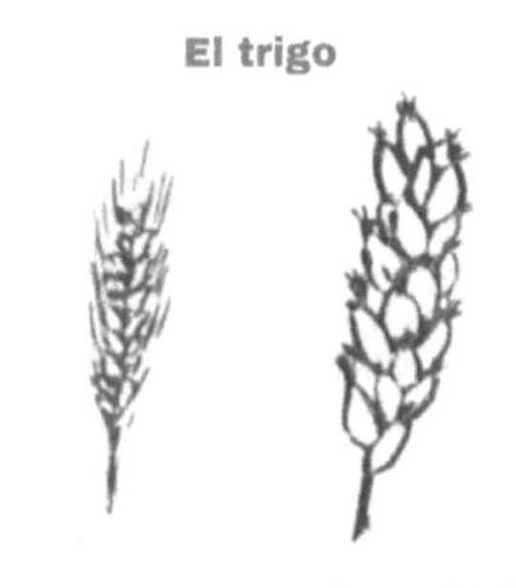

Los seminarios sobre el trigo se llevaron a cabo en la exhibición: "The National Heirloom Exposition" ("Exposición Nacional de Reliquias Familiares") en Santa Rosa, California en 1997, abordaron este tema. Se afirmó que en Italia se utiliza 80% del trigo khorasan, una especie antigua, al igual que otras especies de trigo como einkorn, emmer, durum y espelta, que han conservado su forma original.

Hace un siglo, la planta de trigo medía menos de medio metro de altura; ahora alcanza casi dos metros. El tamaño de la semilla se ha triplicado y, hoy en día, contiene solo una tercera parte de las proteínas originales, las cuales han sido reemplazadas por azúcares. Debido a esta selección humana, el trigo se ha transformado en un alimento que no solo aumenta de peso, sino que también perjudica el sistema digestivo y causa enfermedades como la celiaquía y otras afecciones intestinales. Al observar lo que sucede en el campo de la agricultura, a veces siento que seguimos vivos no gracias a la comida que consumimos, sino a pesar de ella.

Se puede concluir que el trigo original, sin modificaciones agrícolas, no contribuye al aumento de peso, sino que es el trigo cultivado o los productos de su fermentación.

Avena
Es de naturaleza *neutra,* sabor *dulce*; fortalece el bazo y el estómago y crea humedad.

Natasha Campbell, neurocirujana de Inglaterra y experta en discapacidades de aprendizaje y otros trastornos mentales en niños, fue la primera en sospechar que la avena, a pesar de las afirmaciones de los medios convencionales de nutrición, no es tan saludable como la presentan. Al tratar el autismo de su hijo de tres años, realizó estudios y declaró que su ingesta diaria daña los intestinos. Descubrió que el estado de su niño se agravaba al consumir avena. En el transcurso del tiempo, elaboró la dieta GAPS, que hasta la fecha ha ayudado a miles de personas a recuperarse de enfermedades del tracto digestivo, superando problemas alérgicos y otras secuelas de destrucción de las paredes intestinales.

Recordando el postulado de Paracelso: *"Todo es veneno y nada es veneno, depende de la dosis"*, de manera similar a la leche, la avena tiene su lugar en tratamiento de algunas enfermedades gastroenterológicas como la gastritis o úlceras estomacales, por recuperar la capa protectora. Sin embargo, no se recomienda comerla de manera diaria. Y siempre hay que tener en cuenta que, cuanto más natural sea el alimento, es decir, mínimamente procesado y sin conservadores, menos contribuye a la humedad patógena.

Lácteos

Leche

Una situación similar a la del pan nos sucedió en China con los lácteos. Fuimos a un supermercado para comprar leche y nos sorprendió no encontrar ni leche ni ningún tipo de tantos quesos que existen en el mundo occidental. En su lugar, encontramos "leches" de semillas de ajonjolí, nueces, arroz, entre otras.

La leche de vaca posee energía *fresca,* sabor *dulce,* genera humedad, calma el estómago y el sistema nervioso. En Oriente, con la excepción de la India, la leche se ha utilizado como medicina en casos de gastritis, tos y ansiedad, de forma similar a la avena, en porciones pequeñas, y nunca ha formado parte de sus tradiciones culinarias.

La leche de hoy, homogenizada y pasteurizada, indudablemente produce la humedad nociva y puede causar infecciones de oído, sinusitis y alergias tanto en adultos como en niños. Aunque las dietas basadas en lácteos pueden ayudar a bajar de peso, el efecto no será duradero, porque no se activa el metabolismo.

Quesos

Como todos los lácteos, los quesos pertenecen a los alimentos "humidificadores". No vamos a descartar los quesos, pero seleccionaremos aquellos que nos afectan menos: los secos. Cuanto más seco y añejo sea un queso, menos humedad produce. Los quesos blandos, frescos o combinados con crema los pospondremos hasta que lleguemos al tipo seco.

Kéfir

De los productos lácteos, se destaca el kéfir como el más recomendable para bajar de peso. Fermentado con bacterias sanas de la leche natural, el kéfir aporta la humedad sana a los intestinos y ayuda a la digestión.

Mantequilla

Tiene naturaleza *tibia*, sabor *dulce*, nutre el corazón y el cerebro y calma el sistema nervioso. La mantequilla es indispensable para cocinar y resulta ser mejor que los aceites vegetales, razón que explicaré más adelante.

Cerdo

Tiene energía *neutra*, sabores *dulce y salado*, trata la anorexia, el apetito reducido, la astenia física (disminución de la fuerza muscular), problemas del sistema inmunológico y, debido a su alto contenido de grasa, produce humedad.
Tanto la mantequilla como el cerdo consisten básicamente en grasa. Sin embargo, difiero del concepto que tienen los nutriólogos al respecto, que no son recomendables por el colesterol y considero que es una grasa sana.

Otros alimentos que agregan humedad son maicena, papa, plátano y verduras crudas.

El asesino silencioso: aceites vegetales

Caso 1. Anna, una mujer de 65 años, cultivaba muchas verduras en su jardín y un día decidió cocinar berenjenas. Por no saber cómo hay que guardar correctamente los aceites vegetales, los suyos estaban en el alféizar de la ventana, donde entraba la luz directa. Dado que cocinar las berenjenas requiere mucho aceite, lo puso en abundancia. Esa misma noche, después de cenar, acudió al hospital por un ataque agudo de pancreatitis, que luego se complicó y, trágicamente, falleció tres semanas después.

Caso 2. José, un hombre de 66 años, aficionado a la fondue, celebró su aniversario con una deliciosa cena junto a su esposa. Al día siguiente, ella decidió reutilizar el aceite para freír verduras en el desayuno. José comenzó a sufrir cólicos biliares y, en menos de 24 horas, tuvo que ser operado de urgencia por una inflamación de la vesícula biliar.

Esos dos casos extremos quedaron grabados en mi memoria. El aceite oxidado fue un factor desencadenante que volvió la situación irreversible; aunque, curiosamente, ni Anna ni José habían sido diagnosticados previamente con problemas gastroenterológicos. Por supuesto, esos casos graves no les sucederán a ustedes, ya que sé que las personas que leen libros de dietas son conscientes de su alimentación. Solo hay que recordar que los aceites oxidados son una peligrosa fuente de intoxicación para el organismo y se convierte en un asesino silencioso.

La salud no es el único factor en juego. Los aceites vegetales, incluyendo la mayonesa, que contiene un alto porcentaje de aceite vegetal de dudosa calidad, pueden boicotear todos los esfuerzos para adelgazar. Por ello, al igual que muchos de mis colegas del campo de la medicina tradicional china, abogo por cocinar con las grasas saturadas: mantequilla, aceite de coco y manteca.

En cuanto a los aceites vegetales, es esencial almacenarlos en botellas oscuras, lugares frescos y fuera del alcance de la luz.

Entonces, ¿por qué dicen que los aceites vegetales son mejores para cocinar?

El mito de que los aceites insaturados (prácticamente todos los aceites vegetales excepto el de coco) son la mejor opción surgió cuando la Organización Mundial de la Salud (OMS) señaló la grasa animal como culpable del colesterol alto, atribuyéndole problemas como arteriosclerosis, ataques cardíacos y accidentes cerebrovasculares. Sin embargo, los médicos reconocen que el colesterol puede ser malo (VLDL) o bueno (HDL). Por lo tanto, un nivel alto de colesterol total no refleja necesariamente su calidad, un aspecto clave para interpretar correctamente los análisis clínicos.

A pesar de ello, estudios publicados en el UCLA Health Journal el 12 de enero de 2009 revelaron un dato sorprendente: el 75 % de las personas que sufrieron un infarto cardíaco tenían niveles normales de colesterol malo. Lo que realmente representaba un mayor riesgo era el elevado nivel de calcio, responsable de la formación de placas que endurecen las arterias y bloquean el flujo de la sangre. Curiosamente, hasta la fecha, no se han escuchado advertencias de los médicos sobre el consumo excesivo de calcio de origen inorgánico, uno de los suplementos más vendidos en el mundo desarrollado.

Recuerden, que el colesterol es indispensable para la producción de hormonas sexuales, desempeñando un papel crucial en el equilibrio hormonal del cuerpo.

Comparemos las grasas que durante milenios usaron nuestros ancestros, que eran saturadas, con las que tenemos disponibles hoy en día, la mayoría de las cuales son insaturadas:

Las grasas **saturadas**:

- Contienen un alto porcentaje de colesterol bueno.
- Son imprescindibles para producir hormonas sexuales.
- Toleran la preparación térmica sin oxidarse durante un tiempo prolongado a temperaturas altas.
- Expuestas al sol, pasan semanas sin oxidarse y se pueden almacenar a temperatura ambiente sin ningún daño a su composición química.

Las grasas **insaturadas**:

- Se empiezan a oxidar justo después de la extracción al exponerse a la luz, aunque los rayos de sol sean indirectos.
- Al calentarse, desencadenan millones reacciones oxidativas por segundo.
- No aguantan temperaturas altas ni la cocción prolongada.

Retomando los dos casos citados de cómo el aceite vegetal oxidado afecta la salud, hasta la fecha desconozco problemas similares por usar manteca, mantequilla u otra grasa natural.

"Confíe en mí, Soy Médico"

Y, otra vez, en esta larga polémica de las grasas a favor de las costumbres antiguas entra la BBC con su investigación llamada "Trust me; I am a Doctor" ("Confíe en Mí, Soy Médico") que proporciona la lista de las mejores grasas para cocinar:

- aceite de coco;
- mantequilla;
- manteca de cerdo;
- manteca de gansa;
- aceite de oliva;
- aceite de canola;
- aceite de ajonjolí;
- aceite de maíz;
- aceite de girasol.

Se puede ver que las grasas saturadas ocupan los cuatro primeros lugares, seguidos por las insaturadas.

Regresando al tema de la mayonesa, en cierto periodo de mi vida, empecé una dieta que prometía que iba a bajar por lo menos cinco kilos al mes comiendo solo alforfón. Y sí, comía solo este cereal, nada más, pero le agregaba mayonesa para darle mejor sabor, y no bajé ni un solo gramo.

Los aceites oxidados o de baja calidad pueden causar sobrepeso y dañar la salud más de lo que la gente puede pensar y, en primer lugar, afectan el páncreas y la vesícula biliar.

Vamos a resumir este capítulo con una lista de alimentos "desecadores" que eliminan la humedad interna, conocida en el lenguaje occidental como sobrepeso, y de aquellos que la provocan.

ALIMENTOS "DESECADORES"	ALIMENTOS "HUMIDIFICADORES"
Aceitunas, ajo, alfalfa, algas marinas (kombu, wakame, nori, agar-agar), almeja, almendra, amaranto, anguila, anchoa, anís, apio, arándano, arroz, arúgula, berro, brócoli, caballa, café, calabaza, camarón, canela, cardamomo, cáscaras cítricas, cebolla, cebollín, centeno, cilantro, champiñón, chícharo, clavo, codorniz, col, colinabo, espárrago, estigmas de maíz, garbanzo, jazmín, jengibre, flor de Jamaica, frijol, hierbabuena, kiwi, lechuga romana, lentejas, limón, maíz azul, maté, melón amargo, menta, mijo, mora, mostaza (semillas y hojas), nabos, nuez moscada, orégano, papaya, pechuga de pollo y pavo, pepino, pera, perejil, pimientas negra y picante (chili, etc.), piña, portobello, quínoa, rábano y sus hojas, res, sandía, sardina, shiitake, tamarindo, té verde y negro, venado, uva.	Avena, azúcar, cerdo, lácteos, maicena y maíz modificado, papa, plátano, trigo.

REGLA 12. Sustituyamos los alimentos que producen humedad por los que la eliminan.

Regresando al tema de las abuelas en Kazajistán, que tomaban té negro todo el día, alcanzando 8-10 tazas, las recordé justo cuando vi una escena similar en China, solo que allí, en el sur, tomaban té verde, pero igual a lo largo del día. En Kazajistán tiene sentido tomar té negro debido a su comida tradicional, que ayuda a descomponer la carne pesada con mucha grasa, como el cordero. Y en Shanghái, la comida era mucho más ligera, con carne baja en grasa, es cuando el té verde es ideal. De cualquier manera, es la Camellia sinensis, tan popular en los países asiáticos, la que contribuye en gran medida a la delgadez de sus poblaciones.

Eliminamos la flema: ¿POR QUÉ LOS CHINOS SE VEN MÁS JÓVENES QUE SU EDAD?

En el capítulo anterior, consideramos los alimentos que eliminan la humedad. Muchos de ustedes podrían decir que eliminar la humedad es fácil y esos 4-5 kilos se pierden rápidamente con cualquier dieta. Y tienen razón. Pero no solamente la tenemos que eliminar, sino también evitar que se acumule. ¿Por qué? Porque cuando la humedad permanece en el cuerpo un buen rato se convierte en flema, más conocida como tejido adiposo o grasa corporal, una sustancia más densa y mucho más difícil de eliminar. Por ello, es crucial secar la humedad a tiempo antes de que se transforme en su forma más dura.

Es más, esa flema, además de acumularse entre los tejidos formando grasa, también se deposita en los órganos, meridianos y orificios. Atrapada en los meridianos, causa pólipos y neoplasias (tumores); en el pericardio, trastornos mentales como mal de Parkinson, Alzheimer o esclerosis múltiple; en el páncreas, diabetes; en el hígado, hepatitis o cirrosis; en el corazón, infartos; y en el cerebro, derrames cerebrales. De manera similar, la flema puede obstruir "los seis orificios": la nariz, los ojos, la boca y los oídos, causando sinusitis, otitis, visión borrosa, entre otros problemas. Además, la flema se asocia con una amplia variedad de enfermedades autoinmunes y con el envejecimiento acelerado.

En la dietética china se destacan varios alimentos muy potentes que derriten la grasa corporal y otros tipos de flema mencionados arriba, que no solo nos adelgazan, sino que también nos hacen más sanos, jóvenes y felices. Por cierto, ellos forman parte de muchas recetas de los elixires de la longevidad, curiosamente similares en varias culturas de países en partes opuestas del planeta.

La fórmula mágica del té que derrite la flema

Empecemos con los tés matutinos, que debemos tomar en primer lugar al despertar. En las obras chinas se encuentra una fórmula de cómo combinar hierbas para expulsar todo tipo de flema, ya sea la grasa corporal u otra. La eliminación de la flema se consigue con los
siguientes pasos:

- Paso 1: Transformar la flema en humedad con hierbas *aromáticas*.
- Paso 2: Activar la circulación de qi con hierbas *picantes* y *aromáticas*.
- Paso 3: Eliminar la humedad con ingredientes *diuréticos*.

Para eso combinamos hierbas (o materias) de cada paso:

Materias aromáticas	Materias picantes	Materias diuréticas	Materias armonizantes
Ajo, anís, anís estrellado, canela, cardamomo, cáscaras	Ajo, anís estrellado, cáscaras cítricas, clavo, cúrcuma,	Café, caléndula, crisantemo, cúrcuma, diente de león, estelaria,	Dátil rojo (chino), miel, regaliz, u otra sustancia

cítricas, clavo, eneldo, estragón, hierbabuena, jazmín, jengibre, limón, menta, nuez moscada, pimienta negra y blanca, etc.	jengibre, menta, nuez moscada, pimienta negra y blanca, etc.	estigmas de maíz, hierbabuena, jazmín, llantén, lengua de pájaro, manzanilla, menta, té verde y negro, té pu-erh, etc.	natural de sabor dulce.

Las hierbas de cada paso combinamos en una sola infusión. Se puede ver que varias hierbas, como cáscaras cítricas, menta, ajo, jengibre y cúrcuma, pertenecen a más de una categoría, lo que aumenta su eficacia para bajar de peso.

Adicionalmente, si usamos ingredientes irritantes, como el jengibre u otras materias picantes, hay que proteger el tracto digestivo con elementos dulces, que se llaman "*armonizantes*". De preferencia, usamos el dátil rojo (también conocido como dátil chino), que es diferente del dátil de la palmera. Se puede usar cáscaras de frutas dulces como manzana, piña y mango, o se puede añadir miel.

Esta combinación de hierbas que transforma la grasa, activa la circulación de qi y elimina la humedad, es una sinergia no conocida en el mundo moderno pero muy eficaz para bajar de peso, aumentando la potencia de cada uno de los ingredientes. Por ejemplo, si el jengibre y la canela ayudan a bajar de peso, cada uno en cierto grado, la combinación de ambos hace que se multiplique el efecto; es como si 1+1=3. Por esta razón, los tés que incluyen varias hierbas seleccionadas según la fórmula son más eficaces que aquellos que utilizan solo una.

La nociva flema, siendo la única raíz de un árbol de problemas de salud, hace que esta fórmula sea muy potente para combatir casi todas las enfermedades crónicas y, además, muy persistentes, relacionadas con la flema. Al mismo tiempo, la sinergia de hierbas reduce los posibles efectos secundarios de cada una, permitiendo su consumo durante un período prolongado.

Vamos a combinar los tés que derriten la grasa usando las hierbas de cada una de las cuatro columnas. Les sugiero estas combinaciones populares que son recomendables para todos los tipos:

- Té de jengibre joven con cúrcuma, cáscaras cítricas, clavo y miel.
- Té de cáscara de piña (piel de manzana, toronja, etc.) con canela y jengibre joven.
- Té de cáscaras de mandarina con limón y canela.
- Té verde con hierbabuena y cáscaras cítricas.

Como ejemplo, al final del libro les proporciono una receta de un té de jengibre y cúrcuma, que tiene propiedades similares al "elíxir de la vida" y es una de las más potentes para bajar de peso y recuperar la salud.

Después de tomar un té de acuerdo con la fórmula en la mañana, lo cual es imprescindible en la dieta, durante el día podemos optar por bebidas más comunes. Entre las combinaciones populares que cumplen con la fórmula para derretir la flema están:

Para la gente **yin**:

- Café con canela, clavo, cardamomo, cáscaras cítricas
- Café con cacao, canela, anís (café de olla)
- Té negro con cáscaras cítricas y canela
- Té negro con frutos rojos y cáscaras cítricas
- Cacao con canela
- Té chai

Estas bebidas son especialmente apropiadas durante temperaturas ambientales bajas.

Para la gente **yang**:

- Té verde con hierbabuena, cáscaras cítricas o jazmín
- Té de manzanilla con cáscaras cítricas
- Té de cáscara de piña con canela y jengibre
- Té verde con caléndula y albahaca
- Té de limón entero con menta y albahaca
- Té oolong con cáscaras cítricas

En pleno verano y bajo el sol intenso, para protegerse del yang extremo, son recomendables para todos, sin importar si son de tipo frío o calor.

La antigua forma de preparación de los tés

Para la mejor extracción de qi y la mejor sinergia entre los ingredientes, les sugiero seguir la preparación tradicional china de los tés (infusiones):

1. Antes de poner las hierbas a hervir, se deben remojar en agua previamente durante 20-30 minutos.

2. En esta misma agua las hierbas se llevan a ebullición y se hierven a fuego lento.

El tiempo de cocción depende de los ingredientes:

- Las hierbas secas en polvo expulsan su qi rápido, a ellos solo llevamos a ebullición y retiramos del fuego.
- Las hierbas aromáticas y las hierbas secas deben hervirse durante 2-3 minutos a fuego lento. Es crucial recordar que cuando los aceites esenciales comienzan a evaporarse, es decir, cuando se percibe el aroma del té, éste empieza a perder sus propiedades.
- Las hierbas frescas sin aroma requieren 10 - 20 minutos de ebullición.

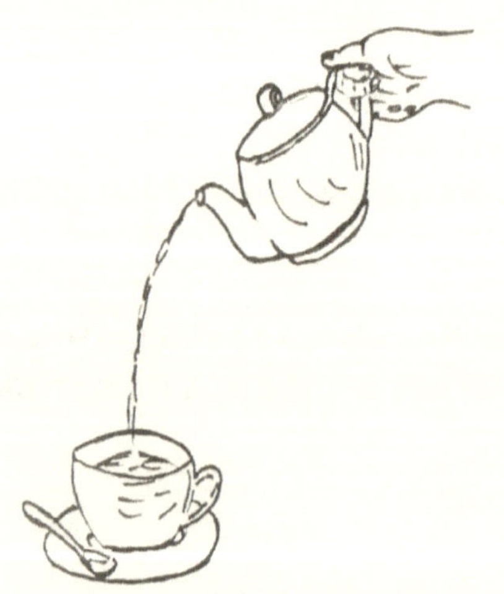

- Las raíces y cáscaras de árboles en trozos grandes se hierven hasta por dos horas, dependiendo del tamaño de los trozos y textura.

3. Y, por fin, al servir el té, la distancia entre la tetera y la taza debe ser la mayor posible para que el té pueda absorber el qi del aire; es especialmente beneficioso servirlo así al aire libre.

Hierbas aromáticas para adelgazar y prolongar la vida

Si analizamos la tabla de hierbas para la fórmula que derrite la flema, veremos que algunas pertenecen a cada uno de los tres grupos: 1) transformadores de grasa, 2) activadores de qi y 3) diuréticos. Y la mayoría de ellas son hierbas *aromáticas*, la categoría más valiosa en la dieta.

Las hierbas culinarias constituyen una gran parte de esta categoría: son condimentos que, desde la antigüedad, han sido utilizados para metabolizar alimentos pesados. No solo ayudan a descomponer la comida, sino que también disuelven la flema ya acumulada en el cuerpo.

Gracias a su molécula gaseosa, la más pequeña de todas, los aceites esenciales de las hierbas aromáticas tienen la capacidad de penetrar tejidos muy compactos, atravesando las partes protegidas del cuerpo, donde otras moléculas, más grandes, no logran llegar. Por ejemplo, son barreras que aíslan tumores, los cuales también son distintas formas de flema, evitando que sustancias tóxicas envenenen el organismo o barreras que protegen el cerebro. Las moléculas gaseosas las traspasan y actúan como esponjas que absorben la flema, activan la circulación de qi y eliminan la flema mediante su efecto diurético, completando exitosamente el proceso.

¿Cuáles son los alimentos aromáticos? Son aquellos que poseen una fragancia distintiva: hinojo, cilantro, cardamomo, hierbabuena, menta, salvia, anís, jengibre, cáscaras cítricas, estragón, orégano, romero, jazmín, eneldo, comino, clavo, pimienta negra, canela, laurel, entre otros.

REGLA 13. Es esencial implementar o aumentar la dosis de condimentos y hierbas aromáticas frescas.

"Calorías negativas": las cuatro "esponjas"

Entre los alimentos aromáticos se destacan "las cuatro esponjas" por su eficacia para absorber la flema. Si existen alimentos con "calorías negativas", estos definitivamente merecen esa denominación más que otros. No solo disuelven la grasa corporal y otros tipos de flema, sino que también alejan las enfermedades de la vejez, regalan claridad mental y energía, fortalecen el sistema inmunológico y eliminan los microorganismos patógenos que prosperan en este ambiente pegajoso y repugnante llamado flema. Son accesibles en la mayoría de los países y benefician a todos los tipos.

Las frutas cítricas: la mejor parte es la cáscara

Uno de los elementos más potentes es la cáscara de frutas cítricas, específicamente de mandarina, limón y naranja agria:

- La cáscara de **mandarina** (sabor *picante*, energía *tibia*): es potente en fortalecer el sistema digestivo, acelerar el metabolismo y eliminar la humedad.
- La cáscara de **mandarina inmadura** (sabor *picante* y *amargo*, energía *neutra*): es más eficaz en bajar de peso y descongestionar el hígado que la de la mandarina madura, pero no fortalece el sistema digestivo.

- La cáscara de **limón** (sabor *picante*, energía *fresca*): tiene propiedades similares a la cáscara de mandarina inmadura.
- La cáscara de **naranja agria madura** (sabores *amargo* y *picante*, energía *fresca*): es más potente contra la flema que las anteriores; sin embargo, no refuerza el sistema digestivo y, sino que, al contrario, en sobredosis lo puede debilitar.
- La cáscara de **naranja agria inmadura** (sabores *amargo* y *picante*, energía *fresca*) tiene un efecto muy fuerte en eliminar la flema y se debe usar con precaución.

Las dos últimas sustancias están prohibidas en algunos países debido a su efecto secundario de elevar la presión sanguínea. Un caso similar pasó con la efedra, que anteriormente se utilizaba en las "píldoras milagrosas" para bajar de peso: consumidas en dosis elevadas, aceleran el yang y pueden provocar efectos secundarios, lo que llevó a que finalmente tuvieran que prohibirlas.

Como se puede ver, las cáscaras de color amarillo son más potentes en fortalecer el sistema digestivo y no tanto en eliminar la flema. Mientras que las verdes, al revés, eliminan la flema drásticamente, pero no fortalecen los órganos digestivos. Y, cuando combinamos los dos colores, conseguimos la sinergia ideal para bajar de peso. Además, hay que recordar que cuanto más se seque la cáscara cítrica, se vuelve más eficaz, con el tiempo potencializando su qi, y se puede guardar durante varios años.

Pectina cítrica modificada

El médico estadounidense Isaac Eliaz, quien dedicó más de 30 años de su carrera a investigar posibles tratamientos contra el cáncer, un día compartió sus investigaciones con un doctor de medicina tradicional china. Este último comentó: "Estoy seguro de que lo vas a encontrar (el remedio) en la cáscara de frutas cítricas".

Durante sus investigaciones, Eliaz recordó esa conversación e implementó numerosos estudios sobre los principios activos de las cáscaras cítricas. Como resultado de muchos años del trabajo, creó la pectina cítrica modificada que sí se usa en tratamiento del cáncer: *Las investigaciones de la pectina cítrica modificada han comprobado que entre sus propiedades está combatir el cáncer, las enfermedades cardiovasculares y renales, la inflamación, la fibrosis de órganos y tejidos, el envejecimiento prematuro y la depresión. Además de fortalecer el sistema inmune, el digestivo y la salud neurológica, desintoxica el hígado, elimina metales tóxicos, específicamente el plomo y el mercurio, entre otros beneficios. Es una solución muy avanzada y efectiva para la salud, previene el envejecimiento prematuro y promueve la longevidad.*"

Concluyendo el tema de las cáscaras, otras que poseen la propiedad de transformar la flema son las de naranja, toronja, calabaza, manzana, sandía y la piel de jengibre. Algunas, como las de piña y mango, aunque no afectan tanto la disolución de la flema, limpian el hígado y aceleran el metabolismo. Al desintoxicar el hígado, se reducen los triglicéridos y otros indicadores de un hígado intoxicado.

"Un caldo de rábano es mejor que ginseng"

Las especies de rábanos son las otras "esponjas" que juegan un papel importante para adelgazar, verse joven y también para la salud. Se pueden encontrar varias citas sobre ellos en la historia de la comida oriental: *"Cuando los rábanos están en temporada, los médicos toman un descanso"*, o *"En otoño, un caldo con rábano es mejor que el ginseng"*. En la medicina antigua de Grecia y Egipto, el rábano se llamaba *"la reina de la salud"*.

Lo bueno de implementar el rábano en la dieta es que se puede comer en cantidades más grandes que los condimentos, con una potencia similar a estos últimos, lo que lo convierte en un alimento valioso para descomponer la grasa y eliminar otros tipos de flema, como el moco en senos nasales y en los oídos, la flema en los pulmones, que, por cierto, causa ronquidos en la noche, y sus otras formas más pegajosas y endurecidas, como cálculos biliares, pólipos y tumores. Entre más picante sea el rábano, más potente es su efecto.

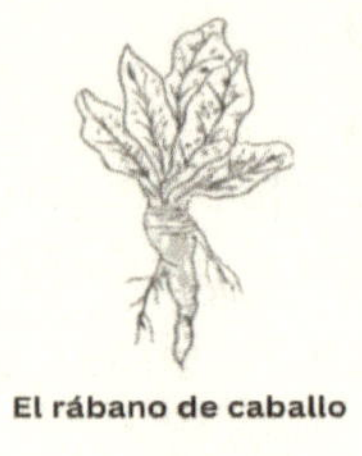

El rábano de caballo

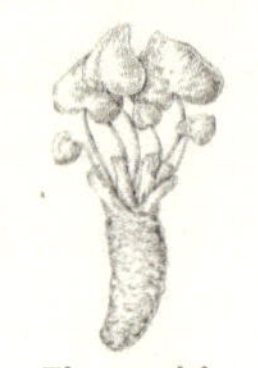

El wasabi

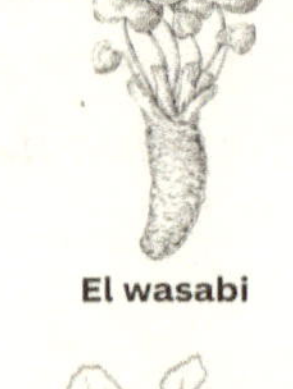

El rábano negro

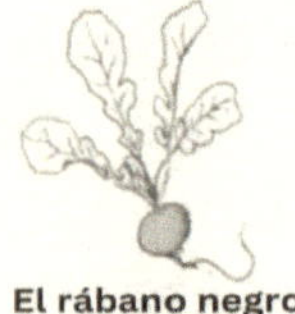

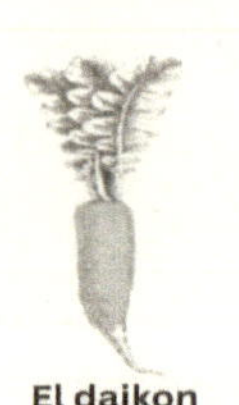

El daikon

El rábano de caballo, o **rábano picante** es el más picante y se puede encontrar en las tiendas orientales. Es una planta que crece con rapidez; una vez plantada permanece muy firme porque la raíz se extiende por todos lados. Es perenne y no requiere ser plantado cada año.

El wasabi es una raíz de la misma familia que el rábano de caballo: menos picante y de color verde, un poco dulce y más fragante, y es más comercializado por su renombre en la cocina japonesa.

El rábano negro tiene forma redonda grande con la piel negra. Es anual y, como todos los rábanos, se planta temprano por ser resistentes a temperaturas bajas.

El daikon, o **rábano japonés,** es de forma alargada y una piel usualmente blanca. Crece muy rápido, y aun en climas fríos, puede dar dos cosechas durante primavera – otoño. Según varias fuentes, es la verdura más consumida en Japón.

Los rábanos crudos eliminan la flema y, cuanto más potente sea un rábano, más requiere de un armonizante, un remojo, o se agrega a platillos preparados donde se mezcla con otros sabores y no resulta tan irritante para el estómago.

Mientras que los rábanos crudos son efectivos para eliminar la flema, no hay que descuidar los rábanos cocidos, que fortalecen el sistema digestivo. Recuerden que, cuanto más débil sea el sistema digestivo, peor será su capacidad para descomponer los alimentos "humidificadores". Por eso, ambas formas merecen su lugar: el rábano crudo, potente para descomponer la flema-grasa, es más aconsejable en la temporada de calor, y el rábano cocido, para fortalecer el sistema digestivo, es ideal en la temporada de frío.

En cuanto a las hojas y germinados de los rábanos, también merecen un lugar especial entre otros brotes, ya que tienen mucho más potencia para bajar de peso y, gracias a su color verde, desintoxican el hígado.

Mostaza: "La más grande de todas las hierbas"

Tal como el rábano, la mostaza pertenece a la valiosa familia de las crucíferas y elimina todas las formas de flema; tiene energía *tibia* y sabor *picante*. Se conocen tres especies de mostaza: blanca, marrón y negra. La mayoría de los condimentos comerciales son de *mostaza blanca y marrón*, que son más suaves que la negra y tienen un largo período de caducidad. La mostaza *negra* es más picante y potente, pero no se puede conservar por mucho tiempo porque sus aceites esenciales se evaporan rápidamente; sin embargo, conservada en vinagre, su tiempo de preservación aumenta hasta varios meses. Con mostaza hacemos salsas y la agregamos a carnes, caldos y ensaladas.

El aceite de mostaza es *picante y caliente*, y se usa mucho en cocinas orientales, como en la India, especialmente con la carne de barbacoa.

Jengibre: "La medicina que cura 99 enfermedades"

De esta verdura esencial en la cocina china, existe un dicho: *"El hombre no podría vivir hasta los 100 años sin jengibre"*. Su poder curativo inestimable se ha conocido desde la India hasta Grecia, donde adquirió la fama de *"la medicina que cura 99 enfermedades"*, obviamente, el número cien sería la muerte.

¿Por qué el jengibre cura tantas enfermedades? Porque, al igual que las otras "esponjas", en la mayoría de las enfermedades crónicas, el culpable es la flema. Ésta puede mezclarse con calor, frío u otros patógenos, pero casi siempre está presente.

Es importante destacar que *el jengibre joven* es mucho más potente en eliminar la flema y descomponer la grasa, y sus propiedades son diferentes de su forma vieja o seca. Además, elimina el deseo de comer dulces y acelera el metabolismo, tiene energía *tibia*, y debe ser un acompañante diario para la gente que desee adelgazar. Además, en el mundo moderno, es conocido como un buen desintoxicante de sustancias químicas, un alimento que regula las hormonas y la presión arterial, baja los triglicéridos y el colesterol malo, trata la diabetes, intensifica la concentración, reduce inflamaciones, gases, vómitos, calambres menstruales, combate las infecciones, virus, bacterias, hongos, parásitos y es valioso para prevenir el cáncer; en todos estos casos, la flema es la protagonista principal.

El jengibre viejo o seco tiene energía *caliente*. A diferencia del jengibre joven, es más yang, es potente para eliminar el frío, pero no es eficiente en disolver la flema. Es recomendable para las personas yin o durante las temporadas de frío.

En la dieta usamos el jengibre fresco y joven: sustituimos el té de jengibre seco, vendido en sobres, por el fresco rallado o picado muy fino, haciendo nuestros propios tés que combaten la flema.

REGLA 14. Incorporemos "las cuatro esponjas" a la dieta: cáscaras cítricas, rábanos, mostaza y jengibre joven.

Las tres formas más fáciles de implementar "las cuatro esponjas" en la dieta son: tés, salsas y fermentación, especialmente cuando no toda la familia comparte la misma pasión por ellas. También se pueden añadir a platos ya preparados. Por ejemplo, yo tengo mi propia versión de la ensalada rusa en la que agrego mostaza o jengibre marinado, pero solo para mí.

Recordemos que "las esponjas" son elementos irritantes que requieren de algo que los equilibre, como un toque de grasa o dulzura.

Elixir de la vida

— ¿Cuántos hijos tienes? —preguntó mi compañero a una joven china que nos atendía mientras esperábamos a su jefe en una oficina en Guanzhou.
— Tengo un hijo de dieciséis y una hija de ocho años —contestó la chica, que parecía tener ella misma dieciséis años.
— Entonces, ¿cuántos años tienes tú?
— Treinta y ocho.

Nos quedamos callados y sorprendidos mirándola, y mi compañero me dijo en voz baja:

— ¡Claro! ¿Has visto qué comen? Puras patas de pollo y todos esos alimentos raros que nos dieron ayer, ni entendí qué comí.

Y no solo las mujeres lucían jóvenes. En una de las empresas que visitamos, platicábamos con un señor que parecía tener no más de 45 años, y tenía una figura similar a la de Schwarzenegger. Nos contaba cómo su padre fundó la empresa hace 40 años. Al menos yo lo entendía así, pero no dominaba bien el idioma. Resultó que era él, y no su padre, quien la había iniciado, y ya alcanzaba los 70 años.

En realidad, ser longevo es principalmente una cuestión de saber cómo alimentarse, seguir una dieta aprobada y no algo novedoso y comercializado; cambiar los hábitos, que sí, entiendo, no sucede rápidamente. En mi familia, al principio, nadie quería tomar mis tés de hierbas y tuvieron que pasar años antes de que me empezaron a acompañar en este ritual sagrado.

Volviendo al tema de la flema, tengo dos noticias: una buena y otra no tanto. La segunda es que, con la edad, la flema se acumula de varias formas y puede causar los problemas mencionados anteriormente, incluso enfermedades autoinmunes y neurodegenerativas. Además, con los años, la flema espesa la sangre, lo que significa una amenaza de infartos y accidentes cerebrovasculares. Los médicos alopáticos tratan estos problemas con diversos medicamentos, pero la raíz del problema es única. Y, cuanto más predominen los alimentos que provocan la acumulación de humedad y flema en comparación con los que la eliminan, más rápido llegan esos compañeros de la vejez.

La buena noticia es que ya sabemos cómo deshacernos de ella. Preparando salsas con "las cuatro esponjas" y añadiendo las hierbas aromáticas, sabemos que ya comenzamos a eliminar la flema, no solo la grasa corporal, sino todas sus variantes. De hecho, las diversas recetas del "elixir de la juventud" o "tónico de la vida" abordan este mismo problema. Los componentes pueden variar, pero comparten tres ingredientes en común: limón, ajo y miel (como armonizante). Y sí, soy consciente de que la mayoría de nosotros cocinamos con limón y ajo a diario, pero aquí lo importante es la sinergia. En la medicina tradicional china existen fórmulas sencillas de dos o tres hierbas muy comunes, creando así una composición milagrosa para la salud. ¿Por qué? Porque a través del reposo durante semanas (en muchos casos un ciclo lunar de 29 días es bastante), se logra una sinergia efectiva al interactuar entre ellos.

En los días de su obesidad grave, mi mamá no podía caminar más de unos doscientos metros sin pararse para recuperar el aliento, y su corazón latía fuertemente. Alguien nos dio una receta de un "elixir de la vida" (se encuentra al final del libro). Lo tomaba diariamente durante varios meses, en total alrededor de 2 o 3 litros, y comenzó a caminar dos kilómetros sin necesidad de pararse; su respiración y su corazón aguantaban sin problemas. No estaba segura de que habría bajado de peso, pero sí se limpiaron de la flema sus pulmones y los vasos sanguíneos.

Uno de los desafíos de mi profesión es convencer a la gente de que las hierbas tienen un poder curativo incluso más efectivo que la medicina convencional. ¿Por qué más efectivo? Primero, porque bien combinadas no provocan los efectos secundarios dañinos que suelen presentarse con la mayoría de los productos farmacéuticos. Y segundo, porque abordan problemas desde sus raíces, tratando la causa subyacente en lugar de simplemente aliviar los síntomas.

Incluyo otra anécdota común entre un doctor de la medicina china y su paciente:

— Doctor, ¿esas hierbas que me prescribiste para artritis tienen efectos secundarios?
— Mmm... Creo que sí. Vas a notar que duermes mejor, estarás más tranquilo y desaparecerá el dolor de cabeza que te molesta.

Obviamente, para aplicar las hierbas medicinales hay que tener conocimientos bastante profundos sobre sus propiedades. En nuestro caso, estamos curando el sobrepeso con hierbas culinarias, las cuales han sido utilizadas en las cocinas orientales durante milenios. Estas hierbas, actualmente casi olvidadas en el mundo moderno, desempeñan un papel mucho más importante en la salud de lo que pensamos. Debo mencionar que muy rara vez se ha registrado algún tipo de daño causado por una hierba, que generalmente proviene del uso de hierbas medicinales sin precaución, y cuando ocurre, con mucha satisfacción la industria farmacéutica lo difunde en todos los medios de comunicación con títulos de advertencia. Y eso no se puede comparar con los espantosos datos publicados por la BBC el 4 de mayo de 2016 llamada "La Inesperada Tercera Causa de Muerte en EE.UU.": *"El que el cáncer y las enfermedades cardíacas sigan siendo las primeras causas de muerte en Estados Unidos es algo que no sorprende, pero lo que sí llama la atención es que la tercera causa sean los errores médicos. Esto es lo que afirma un estudio realizado por investigadores del hospital Johns Hopkins"*.

Por razones obvias, esta estadística bastante preocupante no se ha difundido entre la población de los Estados Unidos, y la gente sigue confiando más en los productos químicos que en los remedios naturales. Por cierto, las estadísticas muestran que los casos de hemorragias gastrointestinales o intracraneales causados por el uso de aspirina alcanzan miles cada año tan solo en los Estados Unidos. Creo que en todos los campos de la medicina alternativa, ni durante el último siglo, los efectos secundarios de todas las terapias o hierbas juntos alcanzarían este récord anual.

El ¨Informe Flexner¨ arroja más luz sobre el origen del mito de que la eficacia de las hierbas es menor que la de los productos farmacéuticos y es accesible en los recursos de Internet.

Dosis de prevención versus dosis de curación

Debo confesar que no he encontrado en las obras chinas ninguna referencia al poder más curativo del agua por sí sola frente a las infusiones de hierbas, algo así como: "se deben usar pequeñas dosis de hierba porque tomar el agua pura es más sano". Por el contrario, los textos mencionan que las infusiones deben ser concentradas y que la dosis de hierbas debe aumentar dependiendo de la gravedad del problema. Por esta razón, cuando los chinos toman té verde, una tercera parte de la taza está llena de hojas de té, mucho más de lo que acostumbramos nosotros.

He descubierto que muchas personas creen que las hierbas "no funcionan", asumiendo que un sobre de té de manzanilla debería curar alguna enfermedad, lo cual no es el caso, incluso si se consume tres veces al día. Existen la dosis de prevención y la dosis de curación. Una de mis pacientes en Alemania fue diagnosticada con infertilidad, que, en su caso, era un trastorno tipo "frío en el útero" según la medicina china. Como no tenía acceso a hierbas chinas, le recomendé que empezara a tomar tés de canela, pimienta, jengibre y otros condimentos de energía caliente, teniendo en mente que la dieta siempre es el primer instrumento de curación. Natalia me respondió:

— ¡Pero yo las uso en la comida muy seguido!
— ¡Pues yo también! —respondí—. La pregunta es: ¿en qué cantidad?

Otra paciente, Galina, me compartió una receta para limpiar las articulaciones usando una infusión de laurel. Se requiere una buena cantidad de laurel; lo hervía en un litro de agua y lo tomaba durante todo el día, sin consumir nada más. Pronto sentía una sensación de ardor en las articulaciones y la columna, y al día siguiente su cuello y dedos de las manos se movían fácilmente sin ninguna molestia. Además, me aseguró que la infusión, a pesar de ser muy concentrada, no era desagradable. Sin embargo, en recetas occidentales de caldos, regularmente se usan dos o tres hojas de laurel, nada más. ¿Qué nos impide duplicar o triplicar la dosis y empezar a curar las articulaciones comiendo caldos? En la medicina china, la desintoxicación se lleva a cabo a diario a través de los alimentos que consumimos; no es algo ocasional que debamos hacer de vez en cuando.

En las primeras etapas de mi práctica, no sabía que había que duplicar e incluso triplicar la dosis en casos de enfermedades avanzadas. Traté con hierbas a mi madre de una enfermedad no solo considerada incurable en la medicina contemporánea, sino con una tasa de mortalidad del 50 % al año siguiente del diagnóstico. El primer año fue desesperante. Como recién me había graduado, respeté la dosis y no conseguí resultados. Y claro, si la mitad de la gente muere al año siguiente, ¿qué esperaba yo con una taza de té de hierbas para curar una enfermedad mortal? Eso duró hasta que escuché a uno de los profesores hablar sobre la dosis. ¡Se debe aumentar con la gravedad! Yo no tenía nada que perder. Le empecé a dar varias fórmulas en dosis triple, en las mejores horas para la asimilación, en ayunas. El resultado fue que mi madre vivió cinco años más, recuperándose, y falleció después de un accidente.

No les aconsejo aumentar la dosis de hierbas medicinales sin los conocimientos necesarios, solo quiero comentarles que nuestros ancestros usaron muchas más hierbas en la comida de las que utilizamos hoy en día. Esto sigue siendo un hecho en la comida asiática tradicional hasta la fecha. Para darles un ejemplo: una vez pedimos en un restaurante algún platillo que no picara, y nos trajeron carne con especias. En ese plato, para una sola persona, pusieron unos treinta dientes de ajo enteros. ¿Cuántos ponemos nosotros? ¿Dos o tres, verdad?

REGLA 15. Aumentemos la dosis de hierbas aromáticas y condimentos.

Combinaciones que arruinan la figura

Volviendo al tema de las sinergias, si los alimentos "humidificadores" nos causan daño por sí solos, aún peor es la amenaza para la figura cuando se combinan. Algunas combinaciones de dos o más alimentos de sabor dulce (todos los alimentos que agregan humedad lo tienen) forman una sinergia nociva que engorda rápidamente.

Algunos ejemplos son:

- Trigo + grasa
- Grasa + azúcar
- Plátano + leche
- Papas + grasa, etc.

Una vez más, recordemos la lista de estos alimentos dulces: avena, azúcar, cerdo, lácteos, maicena y maíz modificado, papa, plátano, trigo modificado. Un ejemplo de esta combinación se encuentra en los dulces árabes, que contienen azúcar y un alto porcentaje de aceites vegetales y se recomiendan para personas con anorexia debido a su capacidad para subir de peso rápidamente. Hombres con peso por debajo de la norma logran el mismo efecto al combinar cerveza y crema. Por ello, es importante consumir esos alimentos por separado, y es más sano optar por el chocolate negro, ya que la grasa se equilibra con el sabor amargo del cacao, a diferencia del chocolate con leche, donde la grasa se combina con el azúcar.

Además, debemos tener cuidado con los alimentos modificados en cualquier forma que no sea natural, como conservantes, colorantes y otros aditivos, los cuales generan diversas formas de la peligrosa flema. De hecho, los lácteos de hoy en día se han convertido en productos que causan flema directamente, omitiendo el primer paso de producir humedad. Esto se debe en gran medida al proceso de pasteurización y a una gama de aditivos que se les agregan actualmente.

REGLA 16. Evitemos las sinergias nocivas de los alimentos del sabor dulce.

Ya que sabemos que hay alimentos que producen humedad y flema, y otros que las eliminan, les invito a hacer cambios en su dieta. Implementemos tortillas de maíz azul, pan de centeno, arroz y, en ayunas, los tés matutinos. Los alimentos que suben de peso los contrarrestamos agregando las "esponjas": mostaza, rábanos, jengibre joven y cáscaras cítricas. Dejemos el postre para la primera parte del día, cuando el metabolismo está activo. Los amantes de la leche pueden consumirla como en la India, agregando condimentos tipo cúrcuma y clavo, y preferiblemente optando por su forma natural.

Una vez más quiero destacar la importancia de los caldos, especialmente para personas con obesidad pronunciada: ellos activan el metabolismo, sirven como el aceite para el motor digestivo, y su líquido sí cuenta en el consumo total de los líquidos diarios.

Además de bajar de peso, no tardan en llegar los "efectos secundarios": poco a poco se van a desaparecer mareos, pesadez en la cabeza, congestión nasal y otros múltiples compañeros de la flema. Se agilizará la concentración y la capacidad mental, y se aumentará la energía.

Al inicio, la dieta debe ser más estricta: necesitamos activar el metabolismo congelado, lo que podría tardar años; llevará tiempo alcanzar el patrón seco. Yo, ahora, sí puedo comer trigo, aunque por mucho prefiero el pan de centeno. Uno de los alimentos medicinales para mí, ya del tipo seco, es la mantequilla, que me ayuda a calmar la ansiedad. Pero recuerdo que hace unos 20 años tenía la sensación de que me subía de peso solo al verla.

Para quienes desean adentrarse en los patrones comunes del sobrepeso y mejorar su salud, en la última parte de este libro presento los cinco tipos de sobrepeso que he identificado: dos de tipo yin, dos de tipo yang y uno de sobrepeso en la parte media. Voy a proporcionar platillos recomendados para cada tipo y explicaré cómo se pueden corregir las emociones a través de sus órganos correspondientes.

"Oh, Dios mío," - pensé al notar que el hombre que siempre me había gustado me estaba mirando sin pena, "seguramente no me está reconociendo por haber bajado tanto de peso." Al regresar a mi ciudad, era una mujer diferente y sentí mi primer triunfo. Tomaba fotos y, por primera vez en muchos años, atraía la atención. Lo más curioso fue que él ya no me interesaba. El mundo entero estaba frente a mí, la nueva #taniabouirs tenía otros planes. ☺ Diariamente, al estudiar sobre las propiedades de los alimentos, cocinar nuevas recetas y practicar la herbolaria, me llenaba de entusiasmo para seguir adelante y alcanzar mis grandes metas. Los éxitos de curación de enfermedades, tanto ligeros como graves, me abrió el maravilloso mundo de la cocina asiática y de las hierbas.

¡No se desesperen! Jim Rohn dijo: "El éxito es nada más que un poco de disciplina simple, practicada todos los días."

Define tu TIPO DE SOBREPESO

En la antigua China, los médicos conocían las propiedades de los alimentos y, entre sus habilidades, era saber preparar platillos que curaban enfermedades. Un chef-médico, a quien solían contratar familias ricas, escogía alimentos medicinales para cada uno y diseñaba recetas. Su tarea no era fácil: muchas veces, más que curar enfermedades, tenía que prevenirlas, porque si alguien se enfermaba, él no recibía su sueldo hasta que esa persona se recuperara.

Así, una mujer en la menopausia comía alimentos para regular las hormonas; su esposo, tomaba un té del afrodisiaco ginseng (quizás el chef ganaría un bono); y los hijos estudiantes, astrágalos, la hierba que estimula las funciones mentales. Esas raíces, hierbas y otras materias eran parte integral de la comida. Hoy en día, aún existen restaurantes en China donde, a la entrada, un médico chino toma el pulso a los clientes y recomienda los platillos para cada uno de acuerdo con su diagnóstico.

Además, la medicina tradicional china, a diferencia de la contemporánea, tiene su propio concepto respecto al papel de los órganos. En su sistema, por ejemplo, el término "bazo" incluye dos órganos: el bazo y el páncreas; los pensamientos se originan en el corazón, no en la mente, de una manera similar a cuando se escucha de "respirar con el vientre", aunque se sepa que los pulmones no están en el abdomen. Vamos a aplicar este concepto antiguo para descubrir patrones del sobrepeso.

Ya hemos hecho una parte del diagnóstico para saber si somos un tipo yin (frío) o yang (caliente), hemos entendido que el sobrepeso es la humedad patógena, que con el tiempo se convierte en la flema. Hay que tener en cuenta que los tipos yin pueden convertirse en los tipos yang y viceversa, lo cual no sucede tan rápido, pero es nuestro objetivo final: de un tipo humedad-calor o humedad-frío llegar al tipo más seco, con la humedad sana y equilibrar el exceso de yin o yang.

Ahora, consideremos los cinco patrones más comunes del sobrepeso que yo he denominado "hongo", "ángel", "molesto", "sentimental" y "palomita", y no para ofender, sino con el fin de asimilación de la materia. Les voy a proporcionar una descripción de cada tipo lo más detallada posible. Sin embargo, hay que recordar que no todos los síntomas tienen que coincidir, sino la mayoría. Y, es importante señalar que se trata de la obesidad primaria, que no es consecuencia de una enfermedad crónica. En este último caso, se requiere un diagnóstico completo y es esencial consultar la dieta con su médico.

Sobrepeso tipo FRÍO

Uno de los tratados más antiguos en la medicina tradicional china es el Tratado del Frío Nocivo, que introdujo el concepto de ¨las enfermedades del frío". En el caso de la obesidad, el frío es un enemigo del tracto digestivo, porque al estómago y al bazo les gusta el calor.

El primer tipo: "HONGO"

"Si el bazo sufre del síndrome de la insuficiencia, la persona engorda a pesar de comer poco; no puede levantar las manos y mover los pies".
(Tratado Sobre el Bazo y el Estómago, siglo XIII d. C.).

Caso 3. Lidia, una mujer de 25 años, soltera, sin hijos, contadora, vive en la parte norte de Rusia.

Desde niña padecía dolores reumáticos, los cuales se agravaban después de nadar o durante la temporada de lluvias. Siempre había sido una persona melancólica, introvertida, friolenta y con poca energía. En su etapa escolar, comenzó a sufrir problemas de visión, tenía dificultades de concentración y de comprensión. Cuando los profesores en la clase le hacían preguntas, a menudo se bloqueaba, aunque conocía el tema. Con el tiempo subió 15 kilos y acudió a la consulta para tratar la depresión, que le preocupaba al igual que el sobrepeso. Al interrogarla se descubrieron más síntomas: pesadez después de comer, ausencia de sed, heces sueltas, orina clara y abundante, y sinusitis crónica, entre otros.

Resultó que la falta de comida yang y el clima frío afectaron el bazo; su función de metabolizar los líquidos se volvió lenta. La dieta prescrita fue agregar alimentos yang y los que fortalecer al bazo, que es "la estufa" del cuerpo: con énfasis en caldos con condimentos; eliminar productos lácteos y otros que causan flema, e incorporar el arroz.

Aunque no seguía la dieta estrictamente, Lidia bajó tres kilos el primer mes y mejoró enormemente su estado emocional. El mes siguiente bajó 4 kilos más.

Las causas:

El bazo (en medicina tradicional china incluye el páncreas) desempeña un papel crucial en el metabolismo de los líquidos, y su función principal es *"transformar y transportar los líquidos del organismo"*. Este órgano es directamente responsable de la acumulación de la humedad.

El tipo "hongo" se caracteriza por tener un bazo "frío" con funciones lentas: los líquidos no se transforman ni se transportan a las células, y se acumulan entre los tejidos. *"El frío produce la humedad"* y muchas veces el sobrepeso comienza con un bazo frío, especialmente cuando se priorizan alimentos yin. Y si en las primeras etapas del sobrepeso puede ser culpable solo el bazo, sin corregir la dieta, más órganos se involucran y el problema crece.

Y yo era este "hongo", la niña casi más pequeña en mi grupo de kínder y siempre la última que terminaba de comer. Nunca sentía hambre, me sentaba frente a mi plato esculcando los ingredientes: quitaba la cebolla del caldo o la espuma de la leche. No me gustaba la comida que nos preparaban, aunque otros niños parecían tener una opinión contraria. La niñera tenía que sentarse conmigo y cuando finalmente me convencía de tomar el primer trago de un caldo, varios compañeros ya habían terminado de comer.

Al crecer, me dediqué a estudios difíciles, que me hicieron descuidar el ejercicio al aire libre tanto como las diversiones. En ese momento, empecé a subir de peso. Años más tarde, la medicina china me hizo entender que tenía el *"síndrome del estudiante"*.

Un grupo grande que pertenece al tipo "hongo" es la gente estudiosa, y es aún más relevante cuando el sobrepeso se inicia en la juventud al efectuar estudios difíciles que son inadecuados para el desarrollo del cuerpo. ¿Por qué? Hace milenios en China, se atribuyó a cada órgano una función emocional: el bazo es el órgano que "digiere" o asimila la información. Se considera el órgano "más inteligente" de todos y se puede debilitar por el trabajo intelectual excesivo durante años o demasiadas preocupaciones y angustias, que a menudo afectan a las mujeres.

Por los hábitos modernos, arraigados en los países occidentales, se ha vuelto bastante común agotar el bazo desde la niñez. Comer demasiados dulces es lo que, en primer lugar, daña el bazo, pero esto es solo una cara de la moneda. La otra es que, en muchos países, los niños empiezan el aprendizaje escolar antes de que el bazo esté completamente desarrollado, un proceso que dura hasta los seis o siete años de edad. Durante esta etapa de maduración, no son recomendables los estudios forzados, que pueden afectar la maduración del bazo, sino deben ser en forma de juego. Empezar a ir a la escuela a la edad de cuatro o cinco años conlleva el riesgo de adquirir enfermedades del páncreas. Por cierto, la visión débil de los niños no es tanto el resultado de mucha lectura, sino de la falta de qi del aire, de la comida y la debilitación continua del bazo. La mejor forma de equilibrar la carga de los estudios escolares es pasar más tiempo en la naturaleza, seguir una dieta abundante en qi o buscar una consulta profesional de especialista en la medicina tradicional china para prescribir hierbas adecuadas.

Además del "síndrome de estudiante" a menudo este tipo de sobrepeso inicia cuando la gente intenta comer sano con ensaladas crudas y licuados en invierno, o al tomar dos litros de agua. Estas personas realizan un gran esfuerzo para bajar de peso, y si lo logran, lo recuperan rápidamente por haber enfriado el metabolismo aún más. Una vez escuché: "Tomaba nada más licuado de leche con plátano todos los días y no baje ni un kilo". La verdad es que sí; los dos alimentos son de naturaleza fría y húmeda, y además, forman la sinergia peligrosa de los alimentos de sabor dulce. Eso no es la comida que acelera el metabolismo. Al contrario, el tipo "hongo" tiene que equilibrar su clima interno por comer la comida yang, que es completamente opuesta.

Otras causas de este problema incluyen ciertos medicamentos como los antiácidos o las píldoras para bajar de peso con efecto purgante o supresores del apetito: todos ellos debilitan el sistema digestivo.

Los síntomas:

Las personas de este tipo suelen ser melancólicas y es más característico entre las mujeres que entre los hombres, pues generalmente somos más propensas a trastornos del yin. Somos pensativas, tenemos muchas preocupaciones que debilitan el bazo y tratamos de cuidar la salud prefiriendo las ensaladas crudas, que es la comida yin. Este patrón lo comparo con un hongo, un personaje melancólico y apático por los primeros síntomas: una tez marrón y manchada, y falta de energía.

Recordemos que el bazo es la estufa debajo del estómago, que es la olla. Una estufa húmeda y fría no sirve; porque debe mantenerse caliente y seca: *"Al bazo le gusta la sequedad y el calor"*, se dice en los tratados. En la medicina china, el bazo es el principal encargado de la digestión: separa los líquidos entre los ligeros, que nutren a las células y traen bienestar y alegría, y los desechos secos, que se evacuan. Cuando el bazo está frío y húmedo, todo se mezcla: los líquidos no son puros, sino turbios y no alcanzan las células, creando la humedad patógena; mientras que los desechos no son secos, sino líquidos y forman la evacuación intestinal suelta. Por eso, las heces no bien formadas son una señal de que el bazo no metaboliza los líquidos.

Un signo cardinal de este tipo es que, al tomar el agua, se siente "estancada" en el estómago, y se prefieren líquidos calientes o de sabores. La humedad y frío excesivos ralentizan la circulación de qi, provocando edema en los pies, abdomen flojo (no resistente a la palpación), distensión abdominal, ruidos en los intestinos, orina clara y abundante, lengua ancha con marcas dentales, bloqueo nasal y aversión al frío.

Dado que el bazo se encarga de mantener a los órganos en su posición y a la sangre dentro de los vasos sanguíneos, el desgaste del bazo puede manifestarse en prolapsos de órganos, hemorroides, moretones que aparecen sin golpes, y venas varicosas.

Como se ve en la tabla, el bazo controla los músculos y se vuelve difícil levantar las manos y mover los pies, a menudo aparece la "piel de naranja".

Ha sido mencionado que en la medicina china la psique y el estado físico son interdependientes, y ambos se abordan a nivel físico. El bienestar del cuerpo se refleja en la salud mental y emocional. El espíritu del bazo se llama Yi, que controla el aprendizaje y la concentración. Su estado de salud se manifiesta en las capacidades intelectuales, habilidades de hacer conclusiones lógicas, reaccionar rápido, y, además, en la sensación de bienestar emocional. Por lo tanto, cuando el bazo está débil sucede lo contrario: el aprendizaje disminuye, aparecen estupor, mareos, ganas de dormir, cansancio, decaimiento del espíritu y melancolía.

El sabor asociado al bazo es el dulce. El dulzor natural, que se encuentra en la naturaleza, beneficia al bazo. El constante deseo de consumir dulces o sentir el sabor dulce en la boca son otras señales de un bazo débil.

Los colores del bazo son amarillo y marrón, y su elemento es la tierra. Por ello, la gente con el bazo débil tiene la tez del rostro amarilla y, al contrario del bronceado por el sol, no es uniforme, es grisácea y manchada, parecida a la tierra o a un hongo.

La emoción del bazo es la preocupación, con una influencia recíproca: demasiados pensamientos debilitan al bazo, y la gente con el bazo débil es propensa a pensar excesivamente y preocuparse por todo.

El sonido del bazo es cantado. A veces, esas personas hablan más lento y "cantando". Sin embargo, no siempre es así, porque el tono en el habla puede ser una cuestión cultural.

Por último, hay que recalcar que el bazo frío y débil provoca agotamiento de todos los órganos, siendo la fuente de qi de la comida para todo el organismo. Si no se corrige este patrón desde el principio, sigue agotamiento de los pulmones con síntomas como voz baja, falta de deseo de hablar y respiración corta. Muchas veces, el bazo débil es solo el inicio del sobrepeso; el patrón cambia con el transcurso del tiempo, involucrando a otros órganos.

La dieta:

El tratamiento para este tipo es calentar el bazo y fortalecer su yang. Escogemos alimentos abundantes en qi, preferiblemente de energía caliente-tibia-neutra, con fresca en moderación; en total los alimentos en el plato deben sumarse al lado yang. Durante las épocas más frías, se debe incorporar una mayor cantidad de comida yang y condimentos calientes, mientras que en climas cálidos, hay que agregar más alimentos frescos. Es fundamental recordar, que siempre debemos tener precaución con la comida del yin extremo, como las "cinco sombras" y con alimentos crudos, ya que ambos debilitan el sistema digestivo.

Recordemos los alimentos que fortalecen el bazo: anchoa, anguila, arroz, camote, cebolla, cebollín, chícharo, conejo, cordero, cúrcuma, espelta, garbanzo, guanábana, habas, jícama, lentejas, maíz, mamey, mijo, nabos, naranja, papaya, pavo, perca, pollo, quínoa, rábanos, res, setas, toronja, yuca, zanahoria. De hecho, esos alimentos son recomendables para incluir en la dieta de todos, porque al fortalecer el sistema digestivo, donde el bazo juega un papel principal, se acelera el metabolismo. Incluso la gente sin problemas del sobrepeso se beneficiará del consumo de estos alimentos, porque el bazo es el fuente de qi adquirido después del nacimiento.

Como se ha mencionado anteriormente, un hábito muy específico pero saludable de la gente china es iniciar el día con congee, un caldo que brinda el metabolismo activo, o, al menos, incorporar otros tipos de caldos, incluso para el desayuno, lo que se vuelve crucial durante el otoño e invierno.

Además de los caldos y los alimentos que fortalecen el bazo, el primer tipo debe agregar condimentos de energía caliente-tibia: albahaca, anís, ajo, cardamomo, comino, cilantro, clavo, estragón, hinojo, jengibre joven, pimienta negra, chile y otras pimientas picantes, mostaza, nuez moscada, romero, etc.

Por último, para este tipo, las bebidas recomendadas incluyen té negro e incluso café en las temporadas de frío, agregando hierbas picantes y aromáticas como cardamomo, canela, nuez moscada o jengibre. En la temporada de calor, se pueden intercambiar con hierbas de energía neutra o fresca, como el té oolong o el té verde.

Terapia de caldo de huesos

Mi primer contacto con las propiedades curativas de los caldos fue en la escuela secundaria, cuando leí un libro sobre la Segunda Guerra Mundial llamado 'La Historia de un Hombre Real'. Hablaba de un soldado herido que, durante varias semanas, gateó a través de pantanos y selvas hacia el pueblo más cercano. Con mucho esfuerzo, sangrando y adolorido, finalmente lo alcanzó y fue recogido por una señora que lo llevó a un médico. Toda la gente del pueblo comenzó a traer al paciente todo tipo de comida para que se recuperara, pero el doctor rechazaba todo y decía: *"Necesita caldo de pollo".*

En el pueblo, había una última gallina que ponía huevos para todos los habitantes y la cuidaron como si fuera oro. El estado del soldado empeoraba, comenzó a delirar. Finalmente, sacrificaron la gallina y le trajeron el caldo. Recuerdo esta frase de la historia: *"Al comer el caldo, Meresiev, por primera vez en dos semanas, sintió alivio y cayó en un profundo sueño... durmiendo el resto del día, toda la noche y hasta el día siguiente no se podía despertar".* En esos tiempos, yo estaba considerando volverme vegana, y esta frase me confundió. "¿Cómo el caldo de pollo puede ser sano?" me cuestioné. Aunque finalmente me convertí en vegana, esta frase quedó grabada en mi memoria.

Muchos años después, al conocer la dieta china, me enteré de las propiedades medicinales del caldo tanto para la salud como para bajar de peso. Un estudio hecho por el doctor Stephen Rennard del Centro Médico de la Universidad de Nebraska (Estados Unidos) y publicado en el año 2000, reveló que *"el caldo de huesos es rico en minerales que apoyan el sistema inmunológico y contiene compuestos curativos como colágeno, glutamina, glicina y prolina, que curan el revestimiento intestinal, reducen la inflamación, respaldan la piel sana, apoyan el sistema óseo, eliminan la celulitis, desintoxican las células de los químicos y mejoran la función cerebral."* Otras conclusiones interesantes fueron que los mejores resultados mostraron el uso de huesos no comunes, como las patas y el cuello, y, combinados con verduras, se alcanza un efecto sinérgico mostrando mayor eficacia que si se consumen por separado. *"Por lo general, tomo ocho onzas al despertar todas las mañanas"* – comenta el Dr. Rennard.

En realidad, todo esto ya se había escrito en las obras chinas. Por ejemplo, un caldo de patas de pollo ha sido un plato popular en el Oriente. Solo incorporando caldo de huesos su puede lograr que la piel se vea años más joven que la edad real. Y no se trata de nada más que aparentar más joven: este plato fortalece los tendones, ligamentos y las paredes intestinales; de hecho, cada célula del cuerpo necesita colágeno para su recubrimiento.

Mencionando el revestimiento intestinal dañado, donde el primer remedio es este mismo caldo de huesos, se estima que después de los 40 años, en Occidente, el porcentaje de personas con algún trastorno intestinal alcanza el 80%. ¿Por qué nos importa esto? Porque, en la mayoría de los casos, los intestinos dañados son culpables del rebote del sobrepeso.

Hoy en día, una persona en los países "desarrollados" suele consumir solo filetes. En el mejor de los casos, toma pastillas de colágeno sin conocer su origen y calidad. O, más fácil, se lo aplica sobre la piel para tratar de rejuvenecerla desde fuera y no hace nada para reponer el colágeno desde adentro, que se está desgastando con la edad.

A continuación, proporciono los consejos del doctor Rennard para cocinar un caldo:

1. Colocar los huesos en una olla grande y llenarla con agua. El dr. Rennard recomienda añadir dos cucharadas de vinagre de manzana para mejorar la extracción de los nutrientes de los huesos.

2. Llevar a ebullición, eliminando la espuma.

3. Cocinar a fuego lento. Los huesos de pollo se cocinan por 6-8 horas y los de res por 24 horas. La cocción lenta es

importante para extraer los nutrientes en su máxima cantidad.

4. En el final de la cocción, agregar verduras como cebolla, ajo, zanahoria, apio y otros para obtener un valor nutritivo adicional.

Efectivamente, el médico confirmó el método chino de cocinar los huesos a temperatura baja durante horas, y su consejo de tomar el caldo por las mañanas, al igual que el congee para los chinos, ayuda a bajar de peso y a ser longevo. Además, se potencian los caldos al cocinarse con los alimentos que fortalecen el bazo, descritos anteriormente. En invierno, agregamos más condimentos picantes, y en verano, añadimos hierbas y verduras tipo espinaca, arúgula, perejil, pimiento, apio y otros de la energía yin para contrarrestar el calor de la temporada.

REGLA 17. El primer tipo tiene que agregar alimentos yang, fortalecer el bazo con caldos y los alimentos específicos para el bazo, y acentuar condimentos aromáticos y picantes.

No es necesario buscar recetas chinas. Empecemos analizar ingredientes de platillos comunes para ver si van de acuerdo con la dieta o no. Por ejemplo, aunque no se consideren comida oriental en absoluto, los chilaquiles de maíz azul, con una buena cantidad de cilantro y cebolla, son uno de los mejores desayunos para adelgazar. Otro ejemplo sería el caldo de cebolla, acompañado de pan de centeno en lugar del blanco y queso viejo en lugar del fresco. Gracias a los monjes chinos, conocemos las propiedades de los alimentos y podemos componer nuestros propios platillos sin necesidad de buscar recetas orientales.

Les voy a proporcionar platillos para cada tipo. Es importante tener en cuenta que no son exclusivas, son los que yo he encontrado y seguramente existen muchos más platos que conforman la dieta. Acuérdense que casi cada receta se puede ajustar al tipo: agregando especias picantes, añadimos yang para los tipos de frío, y agregando verduras, añadimos el lado fresco y eliminamos el calor excesivo para los tipos yin. Por ejemplo, los dos tipos de frío pueden intercambiar platos entre ellos, porque todos contienen alimentos que eliminan la humedad-flema y están al lado yang.

Plan de comidas para el tipo "HONGO"

LA PRIMERA BEBIDA SANA (5 – 7 a.m.):
- Un vaso de caldo de huesos (solo líquido) con cardamomo, albahaca, ajo, comino, cilantro, estragón, jengibre joven, pimienta negra, chiles, romero, etc.
- Té de jengibre joven con clavo, canela, cúrcuma, cáscaras cítricas, y miel
- Té de cáscara de piña (piel de manzana, toronja, etc.) con clavo, canela y jengibre joven
- Té de cáscaras de mandarina con limón, clavo y canela

(para más opciones ve página 108)

OTRAS BEBIDAS (durante el día):
- Café con canela, clavo, cardamomo, cáscaras cítricas
- Café con cacao, canela, anís (café de olla)
- Cacao o chocolate con canela
- Té negro con cáscaras cítricas y canela

- *e* Té negro con frutos rojos y cáscaras cítricas
- *e* Té chai
- *e* Té oolong y té verde (en verano)

LA PRIMERA COMIDA SANA (7 – 9 a.m.):

- *e* Caldos y sopas (ve sugerencias abajo)
- *e* Betabel, zanahoria, camote, chícharo, nabos, rábanos al vapor o al wok
- *e* Papaya, mamey (en temporadas de calor)

CALDOS Y SOPAS (7 a.m. – 6 p.m.):

- *e* Sopa de nopales y chile morita
- *e* Sopa de pancita de res
- *e* Sopa francesa de cebolla (con pan de centeno y queso parmesano)
- *e* Sopa de lentejas
- *e* Sopa de rábanos
- *e* Birria
- *e* Sopa de mariscos
- *e* Sopa de charales
- *e* Sopa de zanahoria
- *e* Sopa de calabaza moscada

DESAYUNO (9 a.m. – 11 a.m.):

- *e* Huevos a diablo con wasabi (evitamos mayonesa)
- *e* Chilaquiles con maíz azul
- *e* Tacos de pancita (maíz azul)
- *e* Tacos de bistec con maíz azul (pollo, pavo)
- *e* Huevos revueltos con pollo o res
- *e* Rollos primavera chinos al horno o freidora de aire
- *e* Sopes con carne de pollo, pavo, res
- *e* Cebolla frita con huevos

- Sándwiches con pan de centeno (más jamón de pavo, huevos cocidos, jengibre marinado, wasabi, etc.)
- Omelette (cebolla o cebollín, apio, col de Bruselas, brócoli, nabos, coliflor, chile poblano, calabaza, ejotes, arúgula y otras hierbas culinarias)
- Tortilla española
- Panque de zucchini (de ejotes, etc.)

COMIDA Y CENA (11 a.m. – 6 p.m.):
- Tacos (tostados) de tortillas azules con pollo, pavo, res, camarón
- Albóndigas con verduras
- Chile relleno de carne molida, arroz y verduras
- Estofado en olla de cocción lenta con pollo, pavo, res y verduras
- Paella de mariscos o mixta
- Risotto con camarones o carne
- Empanadas de maíz azul con camarón, pollo, res
- Asado de res, pavo, pollo, pescado, camarones y verduras (más camote, setas, cebolla, cebollín, calabaza, pimiento, chile poblano, etc.)
- Rollos primavera chinos al horno o freidora de aire
- Pollo con romeritos
- Enchiladas de maíz azul
- Mollejas de pollo con verduras
- Fideos de arroz con pollo, pavo, res, brotes de soya y verduras
- Quínoa con verduras y carne
- Patas de pollo (estofado)
- Carne de res estilo Sichuan
- Salteado de res y jengibre
- Salteado de calamares picantes

- Albóndigas de pavo en caldo
- Chow main de mariscos
- Camarón al coco

GUARNICIÓN (9 a.m. – 6 p.m.):
- Arroz cocido a base de caldo o estilo chino
- Purés de camote, chícharo, zanahoria, coliflor, garbanzo, habas, lentejas, calabaza, yuca, etc.
- Huitlacoche
- Humus
- Lentejas cocidas a base de caldo
- Verduras asados (cebolla, zanahoria, brócoli, coliflor, chile poblano, etc.)
- Verduras al horno (calabaza, zanahoria, coliflor, betabel, nabo, etc.)
- Col frita
- Quínoa
- Verduras al wok: camote, zanahoria, chile poblano, col, coliflor, cebolla morada, etc.
- Camote en freidora del aire
- Curtida de cebolla morada
- Jengibre marinado
- Zanahorias asadas con mantequilla, ajo y miel

POSTRES (9 a.m. – 1 p.m.):
- Pastel de zanahoria
- Strudel de manzana o pera
- Pasteles de frutos cítricos
- Frutas asados (peras, manzanas) con canela
- Jengibre y frutos caramelizados
- Tarta de calabaza china

- Helado de leche de almendra de chocolate oscuro, limón, naranja, etc.
- Barras de postre de quínoa y frutos cítricos secos
- Brownies de harina de coco

Añadimos: wasabi, salsa de rábano picante, jengibre joven y marinado, mostaza, ajo, cebolla, cardamomo, canela, pimienta negra, comino, cilantro, nuez moscada, hinojo, clavo, estragón, etc.

El segundo tipo: "ÁNGEL"

"Si la humedad es extrema, los músculos se vuelven débiles, se cojea y hay debilidad en los pies, espasmos que surgen con frecuencia al caminar, dolor en las plantas de los pies, ataques de reumatismo... e incapacidad de elevar las cuatro extremidades. "
(Canon de Medicina Interna del Emperador Amarillo, siglo II a. C.)

Caso 4. Elizabeth, de 42 años, vive en California (Estados Unidos), y es madre soltera de dos hijos.

Elizabeth, una mujer ambiciosa y exigente que solía trabajar a tiempo completo, estaba obsesionada con mantener su cuerpo en la mejor forma posible. Diario se levantaba a las 5 de la mañana para ir al gimnasio, luego llevaba a sus hijos a la escuela y se dirigía al trabajo. Por la noche, se encargaba de las tareas domésticas antes de acostarse alrededor de las 11 p.m., incluso más tarde. Con el paso de los años, comenzó a sentirse cada vez más cansada y finalmente decidió consultar a un médico. Los resultados de los exámenes revelaron que tenía cáncer de tiroides. Después de someterse a una cirugía en la que le extirparon la mayor parte de la tiroides, empezó a sentirse agotada y deprimida. Aunque las hormonas recetadas aliviaron su fatiga, tuvo que dejar de hacer ejercicio; todo esto resultó en un aumento de peso de 18 kilos en un año. Elizabeth acudió a la consulta con el objetivo de perder peso.

Los esfuerzos físicos prolongados, no balanceados por suficiente descanso, resultaron para Elizabeth en el agotamiento de los riñones: el almacén de qi se desgastó por no reponerlo en cantidad suficiente de la comida, del descanso y del aire. En la medicina china, el tiroides depende directamente de la salud de los riñones y sufre cuando se agota el banco de la vida.

La dieta prescrita constó de alimentos salados (recordemos que el sabor de los riñones es salado) como algas marinas y mariscos, que curan la tiroides, más alimentos que fortalecen el yang. Gradualmente Elizabeth empezó a incorporar las hierbas chinas para tiroides y redujo la dosis de hormonas farmacéuticas.

Al disminuir la dosis de hormonas artificiales, que la ayudaban en su lucha por bajar de peso, durante el primer mes Elizabeth solo estabilizó su peso. Después de seis meses siguiendo la dieta, logró bajar ocho kilos y empezó a sentirse mejor, llevando una vida menos estresante y más saludable.

— Tu cara es tan blanca como una sábana, casi pareces a un ángel —en algún momento en mi periodo de veganismo me comentó mi mamá.

— ¿Verdad, mamá? —contesté y pensé con orgullo: "¡Finalmente se reconoció mi estatus santo por no matar a ningún ser vivo!"

Siempre he tratado de comer sano. No tomaba refrescos ni café. A pesar de esto, un día descubrí que estaba subiendo de peso incluso por tomar agua; mi metabolismo parecía haberse congelado y mi cara se volvió muy pálida. Durante mucho tiempo, pensé que un cuerpo sano debía lucir así. Sin embargo, empezaron a aparecer varios problemas de salud uno tras otro: mis dientes se debilitaron y rompieron, perdía mucho cabello y experimentaba tanta fatiga que tenía que descansar varias veces mientras limpiaba la casa de dos recamaras, y solo tenía 16 años. Recuerdo que un día el médico de la escuela me aconsejó revisar la tiroides porque le pareció que estaba agrandada. Nunca fui. A pesar de todo, seguí comprometida en este camino de sanación, buscando la forma correcta de comer saludable para toda la vida.

Después de pasar un año en Estados Unidos, donde empecé a beber dos litros de agua al día, regresé a mi país con 15 kilos más. El "síndrome del estudiante" que había sufrido durante años, junto con el veganismo y demasiada agua, me habían llevado a un estado de frío aún más profundo que antes.

— ¿Y no vas a ver a Dani?, —me preguntó mi mamá. — Él me pidió que le avisara cuando regresaras.
— No, mami. ¿Para qué? Ya no quiero verlo.

De hecho, no solo me escondía de él, pero de todos. Cuando alguien tocaba a la puerta, nunca la abría y le decía a mi mamá que dijera que no estaba. Sí, tenía ganas de ver a mis amigos, pero mi vergüenza era mayor. Mis tiempos de "ángel" fueron de los peores en cuanto a falta de energía, felicidad y autoestima.

Las causas:

El almacén de qi prenatal es lo que debemos cuidar durante toda la vida, y no solo cuidarlo, sino también seguir recuperándolo con la comida abundante en qi, en sus dos formas: yin y yang. Si solo consumimos la comida yin, pronto enfrentaremos una escasez de yang y viceversa; eso es el balance. Por supuesto, con un exceso en un extremo, hay que agregar más alimentos del otro lado.

Si el tipo previo, "hongo," sufre un sobrepeso leve con solo el bazo frío y débil, en el caso del "ángel" ya se trata de un agotamiento del yang de los riñones, es decir, de todo el organismo. Cuando se llega a este punto, se refiere al "fuego de la vida" agotado: todo el cuerpo se siente frío, especialmente en la parte inferior, y el estado de ánimo cae al suelo.

"El frío atrae la humedad": esta gente engorda fácilmente, incluso con comida no tan abundante, parece que hasta el agua les hace subir de peso; es el metabolismo más lento de todos los tipos. Al igual que el tipo "hongo", la predisposición a este patrón se puede heredar de los padres, pero se puede corregir, que es nuestro objetivo.

Otra razón común de este tipo, que a menudo afecta a ex deportistas, es haber realizado ejercicio excesivo durante años sin un reposo adecuado. También influyen las ayunas prolongadas, el consumo de comida fría y cruda, dietas escasas en qi, y el uso de antibióticos, hormonas, antidepresivos y fármacos inmunosupresores.

Los síntomas:

Este tipo es la obesidad yin más prominente y suele desarrollarse durante muchos años. Es más difícil de corregir que el "hongo", con los primeros síntomas de cara pálida, cansancio y voz débil. Evacuación intestinal es suelta, justo al despertarse; a menudo con residuos de alimentos no totalmente digeridos. Aunque se cree que una evacuación justo después de comer es digestión ideal, en la dietética china esto no tiene nada que ver con la alimentación sana. La defecación suelta es un signo de frío; se considera normal una o dos veces al día. La orina del tipo "ángel" está clara y abundante, algo que también mucha gente percibe como una señal de buena salud, pero es solo otro síntoma de frío.

"Las plantas de los pies se vuelven sensibles, uno tiene sueño, frío en los testículos, dolor abdominal", se describe este tipo en las obras chinas. La insuficiencia corporal de yang se manifiesta en intolerancia al frío, agotamiento tanto físico como mental: falta de aliento con poco esfuerzo y una depresión profunda. Uno de los signos cruciales es que estas personas se despiertan más cansadas que antes de dormir y casi nunca sienten sed.

El estado del yang de los riñones refleja la resistencia del cuerpo a los factores patógenos, lo que resulta en defensas bajas y frecuentes resfriados.

Como el metabolismo de los líquidos está dañado, los "líquidos puros", que deberían ser transparentes y ligeros, no son puros y no alcanzan a la parte superior del cuerpo, lo que se manifiesta en párpados caídos, ojos y cara hinchados, expresiones faciales de aburrimiento, habla lenta y lengua pálida e hinchada. Con el tiempo, la visión se vuelve borrosa, la audición disminuye y aparece estupor, falta de concentración y migrañas. Las personas mayores pueden parecer confundidas, olvidadizas o perplejas, signos que a veces se pueden confundir con demencia senil u otra enfermedad neurodegenerativa, aunque no la padecen.

Dado que la humedad pertenece al yin, es pesada y tiende a descender, lo que provoca edema en los pies y un aumento de peso en la parte inferior del cuerpo.

Según una leyenda china, un emperador podía buscar otra esposa si la primera tenía sus pies fríos. Generalmente se explicaba por el riesgo de no tener descendencia, lo cual es cierto; sin embargo, la verdadera razón podría estar en una baja libido, que afecta a las personas con exceso de yin. Los órganos reproductores de los hombres también pueden sufrir y manifestar trastornos como prostatitis o impotencia.

En el aspecto emocional, los riñones guardan el espíritu Zhi, responsable de la voluntad, y su emoción es el miedo. Por lo tanto, el agotamiento del yang también lleva a consecuencias psicológicas: falta de disciplina y miedo irracional. Los colores asociados con los riñones son el azul y el negro, y su elemento es el agua; el desgaste de los riñones puede manifestarse con ojeras oscuras o una tez grisácea.

Los riñones son la raíz de la médula y su estado afecta al sistema óseo: *"aparece el dolor en la espalda baja, a lo largo de la columna vertebral, espalda superior y el hombro, los huesos se vuelven frágiles, débiles y vacíos"*. El cabello se vuelve escaso, áspero y seco. Las canas son otra señal de agotamiento de qi vital.

El perpetuo estado de insuficiencia del yang corporal afecta a la tiroides, llevando al síndrome de fatiga crónica y hipotiroidismo. Pueden aparecer otras "enfermedades del frío", como reumatismo, hipotensión, dismenorrea o amenorrea, artritis, entre otras. Dado que recuperar los riñones requiere mucho más tiempo que cualquier otro órgano, este tipo tiene que ser paciente: regresar al balance puede llevar años, dependiendo del grado de agotamiento y esfuerzos aplicados.

Los riñones, la sal y el agua

Caso 5. Michael, un hombre de 58 años que reside en Bali, había lidiado con el sobrepeso durante muchos años. Cuando comenzó a practicar artes marciales, su maestro le aconsejó que bebiera más agua, argumentando que la causa de su obesidad de más de 30 kilos es por el problema con sus riñones. Como el elemento de los riñones es el agua, le recomendó "tomar más agua y nadar más". Michael había estado nadando casi todas las mañanas durante semanas y aumentó su consumo de agua. Sin embargo, aunque dijo que había perdido 5 kilos en dos meses, no se notó un gran éxito en sus intentos.

Caso 6. Katerina, una mujer de 66 años de Kazajistán, padecía una enfermedad grave de los riñones. Cuando la vi, ya estaba muy agotada física y mentalmente, y su peso no superaba los 50 kilos con altura de 160 cm. Me dijo que su última esperanza era la dieta sin sal, ya que había leído que eso la ayudaría. Había estado siguiendo esta dieta durante meses, pero desgraciadamente, pronto falleció.

Hay que explicar un poco el tema de la conexión entre los órganos y los elementos de la naturaleza. Sí, es cierto que los elementos de los riñones son la sal y el agua. Sin embargo, saber el concepto de los ¨Cinco Elementos¨ no es suficiente para saber cómo curar enfermedades. El pilar más antiguo en el taoísmo es el Yin y el Yang, y, una vez más, regresamos al equilibrio. En el caso de Michael *"el agua se desborda"*, llegando al otro extremo y el elemento atribuido al órgano no lo cura, sino que lo daña. Y Katerina, por haber escogido la dieta sin sal, llegó al otro extremo, eliminando el elemento necesario para los riñones, agravando el problema.

En este tema de equilibrio, consideramos el sabor dulce que se atribuye al bazo. Es crucial para todo el sistema digestivo y es beneficioso cuando proviene de alimentos naturales como zanahoria, calabaza o arroz, entre otros. Sin embargo, en exceso, como en el caso del azúcar, daña el bazo y lleva al desbalance, al igual que la ausencia total de sal y el consumo excesivo de agua en los casos mencionados anteriormente.

La dieta:

El "ángel" debe *"evaporar la humedad"* con el calor, fortaleciendo el fuego vital con comida yang o terapias de calor, que, a su vez, aumenta el fuego digestivo.

Incorporamos a la dieta los alimentos de naturaleza caliente-tibia-neutra, acentuando condimentos picantes, tales como jengibre joven y seco, canela, pimienta cayena y negra, nuez moscada, clavo y otros (consulta la tabla al final del libro). Añadimos las semillas de hierbas: comino, eneldo, hinojo y otras, que fortalecen los riñones: la semilla es el almacén de la vida de la planta, y los riñones son el almacén de la vida del cuerpo; hasta, a veces, la forma de una semilla se asemeja a la de los riñones, otra "firma" de la naturaleza.

Aunque los condimentos calientan el cuerpo, una recuperación más duradera del yang corporal se logra con carnes como cordero, venado, res, pavo y pollo. Un gran aporte de yang se consigue al hacer caldos de la espina dorsal con la médula y los riñones del cordero. Se sugiere esta comida para el desayuno por ser la más importante del día, aunque también se puede disfrutar en la tarde. Recuerden que al aumentar el tiempo y fuego de cocción se agrega más yang, por lo que las formas más recomendables son a las brasas o la cocción lenta.

Entre otros alimentos de gran beneficio para los riñones se encuentran los huevos de pájaros pequeños, como los de codorniz, y el caviar, que se consumen crudos agregando sal. De manera similar a las semillas, ellos contienen la vida completa en sí mismos, pero de valor más alto que las semillas. Por cierto, su potencia para recuperar el yang de los riñones es tan fuerte que se consideran unos de los mejores afrodisíacos, dado que la libido depende directamente del estado de los riñones.

En cuanto a las bebidas, seleccionemos aquellas de naturaleza caliente: café de olla, chocolate, té negro, y podemos agregar canela, jengibre, clavo, cardamomo, etc. La hierba medicinal que aporta más yang al organismo es el ginseng coreano, y se recomienda tomar si lo prescribe un especialista, debido a posibles interacciones con medicamentos.

De "las cuatro esponjas" preferimos jengibre joven y mostaza. En las temporadas de calor agregamos cáscaras cítricas y rábanos frescos.

No olvidemos los colores de los riñones, que son el azul y el negro: incorporamos zarzamora, maíz azul, quínoa negra, mora azul, grosella negra, ciruela pasa, uvas pasas, etc. El ajonjolí negro y la pimienta negra representan una combinación de suplemento del yin (el ajonjolí) y yang (la pimienta), aportando "la madera yin" y añadiendo "el aceite yang" para encender el fuego vital. De hecho, la pimienta negra podría considerarse uno de los condimentos más importantes para este tipo, como un chef me dijo una vez: "Nunca sobra agregar la pimienta negra".

La sal agregada a la comida tiene que ser de alta calidad, como la del Himalaya, que es rica en minerales (o qi). La sal de mala calidad o la dieta sin sal debilita los riñones y, al final, todo el cuerpo. Los alimentos naturalmente salados, como algas marinas, camarón, langosta, mejillón, entre otros, fortalecen a los riñones, seguidos por ajo, albahaca, castañas, cebolla, cebollín, cereza, frambuesa, granada, quínoa, nuez de castilla, piñón, pistache y rábano negro.

¿Qué tan importante son los ejercicios físicos?

Es bueno que la gente hoy en día reconozca el valor de los ejercicios debido a la vida sedentaria que solemos llevar. Sin embargo, en el pasado, en el mismo tema del equilibrio, se entendían las dos caras de la moneda.

No hay duda de que el ejercicio activa la circulación de qi y es un requisito necesario para bajar de peso. A menudo se piensa que más es mejor, pero no es así. Las enfermedades pueden ocurrir tanto por la vida sedentaria, como por el desgaste de qi, como en el caso de Elizabeth, o al realizar deportes profesionales: *"Ejercicios excesivos agotan el qi y la sangre"*, - advierten los tratados. Los ejercicios intensos pueden afectar la tiroides, el bazo y el corazón. Otra cita dice: *"Cuando una persona camina durante mucho tiempo y se cansa hasta el agotamiento, daña sus riñones"*.

¿Qué dicen obras antiguas de las artes marciales? Según la filosofía china *"vive más quien guarda su qi adentro, no afuera"*. Entrenando con pesas el qi circula en el nivel de los músculos, que es la capa externa; en contraste con esto, en las artes marciales como yoga, el Qi Gong, Tai Chí, el qi circula en la capa interna, fortaleciendo músculos profundos. Por ello, las disciplinas orientales ofrecen una manera de entrenarse completamente distinta a la del Occidente, preservando el qi vital.

Ahora, no importa el tipo de entretenimiento, un consejo valioso para bajar de peso: la regularidad del ejercicio es más importante que la duración. Al igual que no es saludable tomar una dosis semanal de vitaminas de una sola vez o inundar las plantas una sola vez a la semana bajo el sol, tampoco es bueno agotarse en el gimnasio de manera esporádica pensando que ya se ha cumplido con la norma. Es mejor ejercitarse diario, aunque sea poco, que hacerlo en exceso de manera ocasional.

¿Cuánto tiempo es adecuado? Es individual y se determina según el estado físico: si el entrenamiento causa más fatiga que energía a lo largo de los días, hay que reducir el esfuerzo. Un día, escuche a un nutriólogo de 45 años con una figura atlética que comentaba sobre este concepto de moderar los ejercicios. Comentó que cuando redujo su entrenamiento de dos horas diarias a solo 40-50 minutos, empezó a sentirse mejor.

"Sudando en exceso en otoño e invierno, se pierde equilibrio". Es importante mencionar que durante la temporada de frío, cuando el qi se hunde adentro, hay que limitar entrenamiento: se gasta tres veces más energía realizando el mismo ejercicio que si lo practicamos en verano. Yoga, el Qi Gong y otras artes orientales que no implican sudor excesivo son más indicados que el gimnasio.

Les compartiré un secreto de las culturas autóctonas que aún existen en países asiáticos y africanos. Unos investigadores se preguntaron cómo las mujeres se mantenían tan esbeltas sin hacer ejercicio. Comenzaron a observar su rutina diaria y descubrieron que, debido a la falta de comodidades en sus viviendas, realizaban alrededor de cien sentadillas al día, e incluso más si tenían niños. Otro factor que contribuye a esto es el uso de mesas de comedor bajas que las obliga a sentarse en el piso para comer. Estos movimientos de sentarse y levantarse permiten que el sistema digestivo metabolice la comida mejor y funcionan como un masaje para el sistema linfático, entre otros beneficios. Por cierto, en esas culturas todavía es posible encontrar personas que viven hasta los 100 años sin haber realizado ningún ejercicio físico adicional. Por otro lado, las mujeres que viven en el mundo 'desarrollado' apenas realizan tres sentadillas al día, según los mismos estudios.

Estas actividades domésticas no solo son una base para mantener una figura esbelta. Maya Tiwari, una monja védica, en sus libros sobre el poder sanador de la mujer, menciona que ayuda a las mujeres a sobrevivir cánceres 'femeninos', como el de mama o de ovarios, al poner a las pacientes a caminar, barrer y bailar, es decir, a realizar todas las actividades que hoy casi hemos olvidado practicar. Como resultado, muchas mujeres en su hospicio sobrevivían al cáncer, al igual que Maya a sus 24 años, solo por reconectarse con la naturaleza y su esencia femenina. A nivel hormonal, Maya lo explica así: *'Todas estas actividades incluyen movimientos rítmicos que regulan el perfil hormonal,'* por si acaso a alguien le interesa la base científica.

Pues yo empecé a bailar salsa y me siento contenta de guardar mis ollas en los espacios bajos de la cocina: no me estorban y tengo que hacer muchas sentadillas a diario. Mi consejo es: si todo está arreglado cómodamente en su casa, al menos, hablando por teléfono, cepillándose los dientes o jugando con su mascota, ¡háganlo con sentadillas!

Terapia de calor sanador

"Los riñones prefieren el calor y detestan el frío", mencionan antiguos textos, refiriéndose al calor ambiental que los riñones necesitan para funcionar al máximo, y esto se aplica a los pies. Por ello, la medicina china recomienda siempre mantener los pies y la zona lumbar abrigados, especialmente en climas fríos, usando calcetines y un cinturón de lana. Es especialmente importante para las personas mayores, porque así se conserva el fuego vital y se prolonga la vida.

Existe una terapia llamada moxibustión, que implica el calentamiento de los puntos vitales del cuerpo con cigarros medicinales. Es una terapia potente que elimina el frío-humedad, activa la circulación del qi y la sangre, y mejora las funciones de los órganos cuando se aplica en puntos específicos. Las investigaciones han demostrado que el humo de los cigarros de moxa penetra tres veces más profundamente que otros tipos de calor, lo que hace que su efecto sea mucho más potente que el de otras terapias de calentamiento. Aunque se realiza por especialistas en medicina tradicional china, es fácil de aplicar. Si no se utiliza la moxibustión, recomiendo la terapia de piedras calientes, que estimula los puntos vitales en la espalda y los pies.

De manera similar, caminar sobre arena caliente o realizar baños calientes para los pies (se puede agregar infusión de chiles picantes o mostaza) apoya al calentamiento de todo el cuerpo, activando el metabolismo.

REGLA 18. Para el tipo "ángel", la dieta consiste en caldos, comida yang, especias picantes y alimentos específicos que fortalecen los riñones. Se recomiendan terapias de calentamiento.

A continuación, les proporciono algunos platillos medicinales para el "ángel". No obstante, la lista no es definitiva y, además, se pueden agregar los platos del primer tipo.

Plan de comidas para el tipo "ÁNGEL"

LA PRIMERA BEBIDA SANA (5 – 7 a.m.):
- Un vaso de caldo de huesos dorsales con especias picantes
- Un vaso de caldo de camarón
- Té de jengibre joven con cúrcuma, cascaras cítricas, canela, clavo y miel
- Té de jengibre joven, clavo, canela y cáscaras (de piña, manzana, toronja, etc.)
- Té de jengibre joven con nuez moscada

(para más opciones ve página 108)

OTRAS BEBIDAS (durante el día):

- Té negro con cáscaras cítricas y canela
- Té negro con frutos rojos y cáscaras cítricas
- Té chai
- Café con canela, clavo, cardamomo, cáscaras cítricas
- Café con cacao, canela, anís (café de olla)
- Chocolate
- Cacao con canela

LA PRIMERA COMIDA SANA (7 – 9 a.m.):

- Caldos a base de huesos dorsales con especias picantes (ve sugerencias abajo)
- Betabel, zanahoria, camote, chìcharo, nabos, rábanos al vapor o al wok con canela, nuez moscada y otras especias
- Huevos de codorniz
- Caviar con pan de centeno
- Algas marinas
- Papaya, mamey, moras azules, frambuesa, cereza, granada, piñones, ciruela negra (en temporadas de calor)

CALDOS Y SOPAS (7 a.m. – 6 p.m.):

- Caldo de setas oscuras con cordero
- Sopa de lentejas negras con jamón de pavo
- Caldo de camarón
- Sopa francesa de cebolla con condimentos picantes
- Sopa de rábano picante
- Pozole con pollo
- Birria de cordero
- Sopa Tarasca con condimentos picantes

- Sopa de algas marinas con huevo
  (sugerencia: usar olla de cocción lenta, al final agregar cebollín picado)

DESAYUNO (9 a.m. – 11 a.m.):

- Chilaquiles con maíz azul y carne de cordero, res, pollo o pavo Tacos de maíz azul de tuétano
- Sopes con frijol negro y salsa picante
- Sándwiches (pan de centeno) con chiles picantes, cebolla morada, caviar, jengibre marinado, wasabi
- Omelette con setas negras, cebolla, cebollín y otras verduras
- Tortilla española
- Huevos a diablo con wasabi, pimienta negra (evitamos mayonesa)
- Huevos revueltos con carne de cordero
- Panques de zucchini (ejotes, etc.) con condimentos picantes
- Panques de quínoa

COMIDA Y CENA (11 a.m. – 6 p.m.):

- Tacos de maíz azul con cordero, camarón, pollo, tuétano, frijol negro, pollo, pavo, cebolla morada, salsa picante
- Risotto con setas, res, cordero
- Empanadas de maíz azul con frijol, pollo, res, camarón
- Chile relleno de carne molida, arroz y verduras
- Asado de cordero, venado, pollo, tuétano, mariscos (de verduras: camote, setas, cebolla, cebollín, calabaza, pimiento, chile poblano, etc.)
- Estofados en olla de cocción lenta de carnes y verduras
- Tamales de frijol con ajonjolí

- Patas de pollo picantes
- Salteado de pollo con setas
- Albóndigas de pavo en salsa chipotle
- Venado a la barbacoa
- Camarón con chile estilo chino
- Estofado de mariscos y setas
- Riñones de res o de cordero al vino blanco

GUARNICIÓN (9 a.m. – 6 p.m.):
- Arroz blanco o negro a base de caldo o estilo chino
- Frijol negro con salsa picante
- Setas al wok
- Verduras al horno: setas oscuras, camote, zanahoria, chile poblano, col, coliflor, cebolla morada, etc. agregando condimentos picantes
- Purés de camote, chícharo, zanahoria, coliflor, garbanzo, habas, lentejas, calabaza, yuca, etc.
- Verduras asados (cebolla, zanahoria, brócoli, coliflor, chile poblano, etc.)
- Verduras al wok: camote, zanahoria, chile poblano, col, coliflor, cebolla morada, ajo, etc.
- Quínoa negra
- Salsa de rábano
- Jengibre marinado
- Humus con salsa picante
- Lentejas cocidas a base de caldo
- Col frita con cebolla y ajo
- Ensalada con wakame

POSTRES (9 a.m. – 1 p.m.):
- Mermelada de frutos rojos

- Pastel crujiente de moras azules
- Chocolate oscuro
- Trúfeles de chocolate oscuro
- Mousse de Chocolate
- Tajini de ajonjolí negro
- Pastel de zanahoria y ajonjolí negro
- Pastel de ajonjolí negro
- Nueces caramelizadas picantes
- Helado de leche de almendra de chocolate oscuro, ajonjolí negro, etc.
- Barras de quínoa, goji, etc.
- Brownies de harina de coco
- Manzanas (peras, etc.) asadas con canela
- Nuez de castilla, piñón, ciruela pasa, pasas en chocolate oscuro

Añadimos: salsas picantes, pimienta negra, ajonjolí negro, wasabi, salsa de rábano picante, jengibre seco, jengibre marinado, mostaza, ajo, canela, clavo, cardamomo, comino, eneldo, hinojo, nuez moscada, clavo, etc.

Sobrepeso tipo CALOR

Desde niña, me fascinaba una cultura lejana, llena de ritmos y magia: el mundo latinoamericano, el mundo del sol, bailes y risas, el mundo yang. Empecé a estudiar español solo para entender lo que cantaba esa gente latina y acercarme al mundo que siempre soñé conocer. Cuando, por casualidad o destino, en el mismo año fallecieron mis dos padres, me sentí triste, pero libre y con muchas ganas de alcanzar mis sueños. Poco después, sintiéndome ligera en todos los sentidos, decidí mudarme a México. Ya habían pasado varios años siguiendo mi dieta, había perdido peso y mi autoestima estaba totalmente recuperada.

Al llegar a México, en el primer día me despertó un sonido fuerte que por un momento no entendía de dónde salía. ¿Qué era? Después de varios segundos entendí que eran los pájaros cantando, tan bonito como el coro de los ángeles. Salía y observaba las flores a mi alrededor y a la gente feliz, sin importar si tenían dinero o no.

Entrando a un mercado de hierbas, no podía creer a mis ojos: la cúrcuma, la mostaza, el jengibre y otras hierbas costaban una décima parte de lo que cuestan que en países europeos, el oro de dieta china que antes era inaccesible para mí, ahora se me abrió la puerta para usarlos diariamente.

Ahora les voy a contar un secreto importante. Es cierto, que las hierbas chinas son buenas para curar, sin embargo, las locales sirven muy bien; están al alcance de todos, solo hay que usarlas en la comida diario. Alguien dijo: *"La inmunidad y la salud no proviene de los farmacéuticos"*.

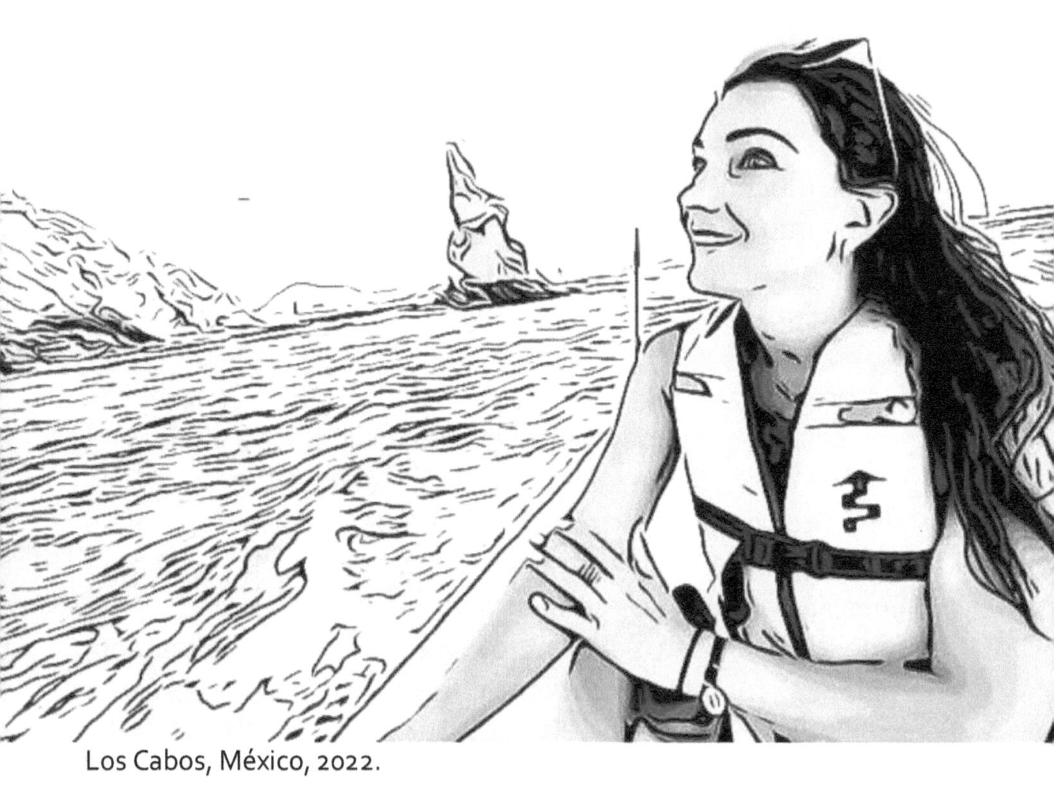

Los Cabos, México, 2022.

Volvamos al tema del sobrepeso. Aunque el exceso de yang significa un metabolismo activo, aun así, esta gente tampoco evita la acumulación de humedad y flema; existen patrones comunes de sobrepeso tipo yang. Son las personas con exceso de humedad-calor que afecta a los órganos digestivos; en la mayoría de los casos empezando con el hígado o bazo (páncreas). Este tipo se puede dividir en dos categorías principales: aquellos con predominio de calor sobre humedad y otros con predominio de humedad sobre el calor.

Para la gente yang, otra vez, tengo dos noticias. La buena es que son las personas con un metabolismo activo y, a diferencia del tipo frío, no van a aumentar de peso por tomar agua. La otra noticia es que la combinación de humedad-calor es más difícil de eliminar; se puede comparar con la madera húmeda arrojada al fuego, que arde lentamente y emite mucho humo. En este contexto, el "humo" son las toxinas que se liberan en el proceso de eliminación de la flema-grasa, que vuelven a entrar en el cuerpo, lo que causa el peso obstinado.

Sin embargo, aunque exista como yo lo llamo "sobrepeso tipo calor", esto no implica que este grupo deba eliminar la comida yang de su dieta. La gente yang debe evitar los alimentos de yang extremo, como especias picantes, café o cordero, sobre los cuales se puede consultar en la Tabla de la Energía de Los Alimentos al final del libro. Además, para todos, los alimentos con energía yin extrema, como plátano, melones, tomates y pimientos en su forma cruda, están prohibidos.

Ahora, profundicemos en los dos tipos comunes de sobrepeso tipo yang y lo que podemos hacer para mejorar la figura, la salud y el estado emocional.

El tercer tipo: "EL MOLESTO"

"La humedad y el calor generan irritación y agitación".
(Tratado Sobre el Bazo y el Estómago, siglo XIII d. C.).

Caso 7. Raúl, un empresario de 55 años de la Ciudad de México.

Un hombre extrovertido y alegre, con muchos amistades y plena vida social. Había tenido varios negocios exitosos, así como fracasos y estrés, y muchas fiestas, lo que lo llevó a tomar más y más alcohol. Cuando vino a consulta, confesó que casi no pasaba un día sin tomar alcohol. Su cara tenía un tono rojizo, se notaba que sudaba excesivamente y mostraba impaciencia y ansiedad. Confesó que estaba cansado y su único deseo era deshacerse de los negocios y vivir una vida tranquila en un pueblito remoto. Ya le habían diagnosticado hígado graso y tenía diez kilos de sobrepeso.

Entre las recomendaciones más importantes eran: tomar té verde en lugar de café, sustituir pasta y pan por arroz, agregar caldos, alimentos amargos e insípidos, algo que casi nunca comía antes. Su dieta para el verano era añadir alimentos frescos: jugos verdes, mariscos y pescado. Y como era difícil para él dejar el hábito de tomar alcohol, además de la dieta le prescribí hierbas medicinales y aconsejé reducir el estrés e ir al gimnasio (había comentado que no tenía paciencia para hacer yoga).

Después de seis meses, regresó a la consulta con un estado de ánimo más tranquilo y compartió que había cambiado su dieta. Había perdido seis kilos siguiendo la mayor parte de las recomendaciones, agregó mariscos y verduras y empezó a tomar jugos verdes.

Las causas:

Un postulado importante de las medicinas orientales es que todos los órganos están conectados: algunos más directamente que otros, pero, al final, todos son interdependientes. En el caso de Raúl, la intoxicación del hígado por demasiado alcohol, las cenas tardías, la comida escasa en qi y el estrés eran la raíz del problema, que luego afectó a otros órganos.

Sin embargo, no necesariamente la causa siempre debe ser el hígado, sino también puede ser el bazo, que, en el transcurso de tiempo, genera un exceso de calor-humedad, afectando todo el sistema digestivo y dando lugar a una gran variedad de enfermedades inflamatorias: se extiende a los intestinos y la vesícula biliar, más adelante puede afectar a los riñones, la vejiga y el sistema reproductivo. Muchas veces el hígado y el bazo, los dos órganos íntimamente interdependientes, son de los primeros que sufren, y el sobrepeso empieza a acumularse en la parte media del cuerpo.

Desafortunadamente, en la actualidad es muy común que la gente, al optar por comida rápida y seca, descuida los caldos y desgasta el sistema digestivo. Además, se altera la evacuación intestinal que daña los intestinos y se crea el círculo vicioso de reintegración de las toxinas: ellas vuelven a entrar a través de las paredes intestinales, lo que complica la pérdida de peso.

Los síntomas:

Este tipo generalmente tiene una constitución robusta, y aunque son personas energéticas, se agotan rápidamente. A diferencia de los tipos de frío, que casi nunca tienen sed, cuando prevalece el calor, la boca siempre se siente seca: hay sed por el calor interno, pero no se puede tomar mucho líquido por el exceso de humedad.

La sed persistente no es solo resultado del exceso de yang, sino también una señal de que a las células les faltan líquidos. Volvemos al metabolismo de los líquidos alterado cuando éstos no alcanzan a las células, deteniéndose en el camino y formando tejido adiposo y otros problemas.

La predominación del calor sobre la humedad se encuentra más en el sexo masculino por ser yang. Son individuos activos, inteligentes y rápidos; propensos a explotar, llevan una vida estresada, con sentido de urgencia, ansiedad y baja tolerancia. A veces, su temperatura corporal oscila entre 36.8 °C y 37.0 °C, sudan profusamente, no toleran el calor, la sed y el hambre. El rostro suele tener la tez rojiza, las manos se sienten cálidas, los ojos son secos o enrojecidos, a menudo con una secreción amarillenta al despertarse.

Cuando la humedad y el calor se mezclan, la persona se vuelve iracunda: se irrita rápido y le cuesta trabajo tranquilizarse. Con el tiempo, el fuego del hígado crece y asciende hacia las partes superiores del cuerpo: "atacando" el estómago provoca gastritis y hernias hiatales, o la cabeza que resulta en migrañas, presión arterial alta e insomnio. Por el exceso de calor la orina se vuelve turbia y amarilla, escasa y frecuente.

La mezcla de humedad y calor forma un ambiente ideal para la proliferación de bacterias, virus, hongos y parásitos con una amplia gama de enfermedades que estos patógenos causan, muchas de las cuales son autoinmunes y persistentes. Este trastorno a menudo inicia con niveles elevados de triglicéridos, linfocitos, azúcar o proteína C reactiva; seguido por hígado graso y enfermedades inflamatorias como pancreatitis, hepatitis, colecistitis o colelitiasis; enfermedad celiaca, enteritis, diverticulitis y otros problemas intestinales. Si se presentan problemas en la piel, éstos pueden presentar una exudación amarillenta.

La humedad suele descender y, combinada con calor, causa inflamación del sistema urinario y enfermedades de los órganos reproductores, como el síndrome de ovario poliquístico en mujeres y trastornos de la próstata en hombres, que se han vuelto comunes en los últimos años.

La dieta:

"El bazo está adolorido por la humedad y el sabor amargo debe administrarse para secarlo." Recordemos que el sabor amargo es el más efectivo para eliminar el calor y la humedad, y el otro sabor importante es el insípido. La dieta para este tipo, que suele sufrir procesos inflamatorios, es muy parecida a la que se prescribe en casos de padecimientos gastrointestinales, donde se recomienda evitar comida frita y picante e incorporar caldos y comida al vapor. En la antigua China, los médicos aconsejaban: *"Absténgase de vino, alimentos de trigo mojado y especias por temor a que los alimentos de gran humedad y calor pueden ayudar a los males del fuego y traen detrimento al qi original nuevamente. También manténgase alejado del agua fría, así como de las sustancias y frutas frías... Es apropiado tener alimentos calientes y menos grasosos."*

No se desesperen, esta restricción no es para siempre, pero sí, hay que aplicar esfuerzos para balancear yin y yang, eliminar exceso de calor-humedad y disolver flema. Una vez logrado, la dieta es menos restrictiva, con nuevos hábitos de implementar la comida abundante en qi y los alimentos que eliminan la humedad más que los que la generan.

Una tarea importante para este tipo es limpiar los intestinos y deshacerse de los microorganismos patógenos y, para lograrlo, nuevamente, nos ayuda el sabor amargo. Las hierbas de este sabor poseen toda la gama de propiedades antibióticas, antivirales, antifúngicas y antiparasitarias y, en general, cuanto más amarga sea la hierba, es más eficaz. Entre las más accesibles son: ajenjo, tanaceto, caléndula, diente de león, crisantemo, etc. Sin embargo, hay restricciones para tomarlas a largo plazo debido a su fuerte potencial.

Mientras las personas tipo frío deben calentar su cuerpo con alimentos calientes para "evaporar la humedad", las personas yang, al contrario, deben evitar la comida del yang extremo. Restringimos alimentos de energía caliente, como chiles picantes. Para freír usamos grasas animales y aceites saturados, como él de coco o mantequilla, ya que queremos evitar la adición de más toxinas. Por cierto, la costumbre de comer en restaurantes, donde frecuentemente reutilizan aceites vegetales y, además, los agregan sin censura, no favorece al sistema digestivo.

Este tipo debe enfocarse en incorporar "las esponjas" que ayudan a disolver la flema sin agregar más calor: cáscaras cítricas, jengibre joven y rábanos. En el caso de mostaza, en lugar de las semillas, es preferible optar por sus germinados y hojas que tienen energía fresca. No olvidemos que los rábanos y el jengibre, agregados en caldos, son igualmente beneficiosos que en su forma cruda. También implementemos otras verduras de raíz, que poseen más energía yin por crecer dentro de la tierra, en comparación con las que crecen arriba.

Además, es importante recordar que todos los alimentos aromáticos absorben la grasa corporal y elegimos alimentos con energía tibia – neutra – fresca: anís, cardamomo, cebolla, cebollín, cilantro, comino, eneldo, estragón, jazmín, hierbabuena, hinojo, laurel, menta, nabo, orégano, romero, salvia y otras hierbas con aroma.

Una de las reglas más importantes para este tipo es cambiar la forma de hidratarse, lo cual es aplicable a ambos patrones de calor, sin importar si prevalece el calor o la humedad. Como la gente con exceso de calor-humedad suele tener un hábito de tomar agua fría en pequeños sorbos, el desafío será esperar hasta que se sienta verdadera sed; algo que no se escucha hoy en día y puede sonar extraño. ¿Cómo se sabe si la sed es genuina? Es cuando se siente el deseo de tomar un vaso completo de agua de una sola vez en lugar de hacerlo en pequeños tragos. Recordemos: no somos babosos, que necesitan agua cada minuto, somos mamíferos, que podemos aguantar la sed y contamos con un maravilloso sistema de rehidratación del cuerpo.

¿Por qué es importante cambiar este habito? En este proceso de aguantar la sed, el bazo se deshace de la humedad, activa su función de transformación y transportación de líquidos y se restaura el metabolismo. Como podrían haber notado, después de comer platillos ricos en condimentos aromáticos se siente sed: el cuerpo elimina la humedad y flema y necesita nuevos líquidos.

Prestemos mucha atención a los líquidos que ingerimos cuando sentimos sed: es crucial rehidratarse con bebidas ricas en qi (nutrientes) que alcancen las células. Recomiendo un té de hierbas o alguna fruta con alto contenido de agua, pero únicamente en verano. Las frutas jugosas traen gran beneficio para los tipos yang, porque no solo restauran el metabolismo de los líquidos, sino también la salud en general. ¿Por qué? Regresamos a la estructura del agua: aunque la molécula de agua siempre es la misma, sus clústeres, que son grupos de moléculas, pueden ser organizados o caóticos. Para que el agua alcance su objetivo de llegar a la célula, necesita tener una estructura organizada. Las frutas contienen agua estructurada, y cuanto más líquido contengan, mejor. Algunos ejemplos son: sandía, frutos rojos, kiwi, frutas cítricas, agua de coco, etc.

Ya escucho que los científicos me argumentan: "Los clústeres son demasiado grandes para atravesar las paredes de las células, es la molécula la que penetra". Primeramente, los líquidos deben poder llegar a las células. Segundo, en este libro nos enfocamos en el diagnóstico de acuerdo con la medicina tradicional china, que lleva milenios practicándose, cuando los doctores no tenían microscopios.

Ahora permítanme darles un consejo. Aparte de las frutas con su maravilloso contenido de agua natural, una forma accesible de estructurar el agua es mediante la congelación. Dado que el agua de hoy (aparte de la que proviene de manantiales) carece de estructura, ésta es una opción accesible. Al congelarse, sus clústeres se organizan en una estructura similar a la de la nieve, lo que limpia la información negativa almacenada en el agua y separa metales pesados y los químicos. De esta manera, eliminamos componentes tóxicos y hacemos el agua absorbible.

Los caldos hechos de huesos, también ayudan a restaurar el metabolismo de los líquidos, reconstruyendo las paredes de los intestinos, las cuales el tipo de humedad-calor casi siempre tienen dañadas. Y, en vez de condimentos picantes, como es el caso del sobrepeso tipo frío, para el tipo yang añadimos las verduras y hierbas tipo cilantro, perejil, espinaca, etc. Por cierto, existe una dieta efectiva acorde con la #dietachina: comer un caldo de apio durante una semana y se baja de dos a cinco kilos (ve la receta al final del libro). Agar-agar, semillas de linaza y de chía tienen un efecto similar al colágeno de los huesos.

Los pescados y mariscos llevan más energía yin en comparación con las carnes, y son muy recomendables para el sobrepeso tipo yang. Volviendo al tema de hacer caldos de la "basura": las cáscaras de camarón, la piel y otras partes de pescado, para la gente yang son imprescindibles para la salud y el metabolismo activo. Estos caldos también tratan enfermedades óseas, problemas de visión, trastornos de la tiroides, entre muchos más.
De los tés de Camellia sinensis, optamos por el té verde y blanco, que proporcionan energía fresca. Se les puede agregar menta o hierbabuena, que, además de bajar de peso, alivian el estrés y el nerviosismo. En los casos de hígado graso, incorporamos cúrcuma, cardo mariano y jugos de verduras de hoja en las mañanas. La evacuación intestinal diaria es una condición necesaria para recuperar la salud del tracto digestivo, y se logra consumiendo un par de rodajas de betabel cocido, papaya o ciruelas después de tomar el primer té.

En resumen, con estas tres formas de líquidos: agua estructurada de frutas, tés y los caldos, se activa el metabolismo de los líquidos, se elimina el microclima patógeno, se restauran los intestinos para evitar reintoxicación y así se baja de peso sin rebotes.

Tratamiento antiparasitario

En caso de exceso de calor-humedad, que crea un ambiente favorable para microorganismos patógenos, es aconsejable periódicamente someterse a tratamientos antiparasitarios. Hay varias hierbas amargas que se clasifican según su eficacia contra distintos tipos de patógenos y, para atacar de manera precisa, es necesario realizar estudios especiales.

Sin embargo, existen algunas hierbas universales y accesibles que se pueden considerar, como el ajenjo y el clavo, que han sido utilizados en la farmacología china debido a sus propiedades para eliminar microorganismos patógenos de amplio espectro. Son efectivos contra parásitos más pequeño como tricolomas, clamidia, lamblia, cándida, herpes y otros, que son difíciles de erradicar e incluso de detectar. Además, el ajenjo es efectivo en tratamiento de asma, tuberculosis, eccema, malaria, hepatitis, prostatitis, uretritis y algunos tipos de cáncer. Y con razón, varios científicos suponen que estas enfermedades están relacionadas con la presencia de microorganismos tan pequeños que aún no han sido detectados.

El té de ajenjo se ha convertido en mi aliado, que me ha ayudado a eliminar microorganismos parasitarios y a deshacerme del deseo de comer dulces, convirtiéndose en una parte integral de mi dieta.

Renuncia de responsabilidad: Antes de comenzar cualquier tratamiento antiparasitario, es importante consultar con su médico.

Té de ajenjo

INGREDIENTES:
- 1 taza de agua
- 1 ramita de ajenjo fresco (o una cucharada de ajenjo seco)

INSTRUCCIONES:

1. La noche anterior, colocamos una ramita de ajenjo en una taza.

2. Hervimos agua y la agregamos a la taza con ajenjo. Tapamos la bebida y la dejamos reposar hasta el día siguiente.

3. En la mañana, colamos el té y tomamos todo el contenido de una sola vez en ayunas. Esperamos media hora antes de comer algo.

La recomendación es tomar el té de ajenjo por una semana diario, y durante la segunda semana, el té de ajenjo combinado con clavo y tanaceto.

Té de ajenjo con clavo y tanaceto

INGREDIENTES:
- 1 taza de agua
- ½ ramita de ajenjo fresco (o ½ cucharada de ajenjo seco)
- ½ ramita de tanaceto fresco (o ½ cucharada de tanaceto seco)

e   ½ cucharadita de clavo molido

Seguimos el mismo método de preparación descrito anteriormente.

Al ejecutar programas antiparasitarios, se deben eliminar de la dieta la carne, el pescado, el azúcar y los lácteos.

REGLA 19. Para el tercer tipo, la dieta consta de caldos con alimentos yin, ¨las cuatro esponjas", verduras y, en la temporada de calor, frutas con alto contenido de agua.

Les recuerdo que la sugerencia de los platillos abajo es solo una guía de la comida curativa para este tipo. Los dos tipos de calor y el tipo "palomita" pueden intercambiar los platillos, porque, en uno u otro grado, todos se dirigen a eliminar humedad-calor, fortalecen el sistema digestivo y desintoxican el hígado con verduras y hierbas.

Plan de comidas para el tipo "MOLESTO"

LA PRIMERA BEBIDA SANA (5 – 7 a.m.):
e   Un baso de caldo de huesos o caldo de camarón con hierbas aromáticas
e   Té de jengibre joven con cúrcuma, cáscaras cítricas y miel
e   Té de cáscaras (de piña, manzana, toronja, etc.) con jengibre joven
e   Té de cáscaras de mandarina con limón y canela
e   Té de caléndula, manzanilla y limón
e   Té de diente de león
e   Té de crisantemo y caléndula
e   Té de caléndula y albahaca

- *e* Infusiones de semillas de linaza o chía

OTRAS BEBIDAS (durante el día):
- *e* Té verde y blanco con menta o hierbabuena
- *e* Té pu-erh
- *e* Té matcha
- *e* Té mate
- *e* Té verde frío con limón
- *e* Té verde con jazmín
- *e* Jugos verdes
- *e* Aguas de limón, piña, mango, mamey, naranja

LA PRIMERA COMIDA SANA (7 – 9 a.m.):
- *e* Caldos y sopas (ve sugerencias abajo)
- *e* Betabel, zanahoria, col, brócoli, nabos, camote, rábanos y verduras de hoja al vapor
- *e* Papaya, sandía, kiwi, frutas cítricas y otras con alto contenido de agua (en temporada de calor)
- *e* Jugo verde (en temporada de calor)
- *e* Frutos rojos, ciruela y moras (en temporada de calor)

CALDOS Y SOPAS (7 a.m. – 6 p.m.):
- *e* Congee de res, más jengibre joven, cebollín, chícharo, apio, brócoli, zanahoria y condimentos aromáticos
- *e* Caldos de verduras
- *e* Sopa de lentejas (cambiar los colores de lentejas) a base de caldo de huesos
- *e* Sopa de mariscos o pescado (a base de caldo de cáscaras de camarón, piel y huesos de pescado)
- *e* Sopa de lima
- *e* Sopa de mijo

- *e* Sopa china (col china, cebolla, pollo)
- *e* Sopa de espinaca
- *e* Sopa de pancita de res
- *e* Sopa Tarasca
- *e* Sopa de miso
- *e* Sopa de nopal
- *e* Sopa de cola de res
- *e* Sopa de col con albóndigas

DESAYUNO (9 a.m. – 11 a.m.):
- *e* Chilaquiles con tortillas de maíz azul y salsa verde, aumentamos la dosis de cilantro y perejil, cebolla y ajo; usamos queso viejo y evitamos crema
- *e* Huevos fritos con cebolla y tomates fritos, servido con aguacate
- *e* Huevos fritos con cebollín o espinaca
- *e* Sándwiches con pan de centeno (huevos cocidos, salmón, jengibre marinado, wasabi, etc.)
- *e* Omelette con cebolla, apio, col de Bruselas, brócoli, nabos, coliflor, chile poblano, calabaza, ejotes, arúgula y otras hierbas culinarias
- *e* Tostada de aguacate y huevo
- *e* Panqués de mariscos
- *e* Panqués de ejotes, lentejas y otras verduras
- *e* Plátano macho frito con arroz y aguacate
- *e* Huevos revueltos con cebollín
- *e* Waffles de harina de coco
- *e* Plátano macho frito con arroz y aguacate

COMIDA Y CENA (11 a.m. – 6 p.m.):
- *e* Tostadas de salmón, aguacate y mango

- Lentejas con cebolla, zanahoria y otras verduras
- Tacos de mariscos, pescado, pollo
- Empanadas de maíz azul con lechuga, camarones, etc.
- Tamales
- Albóndigas con verduras
- Calabaza (u otras verduras) al horno rellena de carne molida, arroz y verduras
- Estofado en olla de cocción lenta con pollo, res y verduras
- Risotto con camarón
- Fideos de arroz con pollo, res, setas, brotes de soya y verduras
- Pescado en salsa de soya con jengibre
- Paella mixta con almejas y pulpo
- Verduras en wok con pollo: camote, zanahoria, chile poblano, col, coliflor, cebolla morada, etc.
- Hamburguesas de lentejas
- Chop suey (trozos mezclados de carne y verduras al wok)
- Pollo con romeritos
- Hígado de pollo con verduras
- Ceviche y ensaladas de pulpo y otros mariscos
- Sushi
- Pescado de agua dulce a la sal y pimienta
- Pescado al vapor estilo asiático
- Salmon estilo oriental con jengibre y salsa de soya

- Ensalada asiática de salmón
- Estofado de mariscos con tofu
- Asado de res, pollo, camote, setas, cebolla, cebollín, calabaza, berenjenas, pimiento, chile poblano (para condimentar usamos salsa wasabi, mostaza, salsa de rábano)

GUARNICIÓN (9 a.m. – 6 p.m.):

- Arroz cocido a base de caldo o al vapor
- Mijo
- Quínoa
- Humus
- Puré de camote, chícharo, garbanzo, habas, zanahoria, calabaza, plátano macho, yuca, etc.
- Germinados
- Paté de hígado (de pollo o res)
- Espárrago al vapor o al wok
- Raíces al vapor o al wok (betabel, camote, zanahoria, chirivía, nabos, raíz de apio)
- Lentejas cocidas a base de caldo
- Col frita
- Brotes de chícharo salteados
- Coliflor y brócoli en freidora del aire
- Col de Bruselas sweet-n-sour salteada
- Col curtida
- Baby col china salteada con ajonjolí y ajo
- Calabaza baby asada
- Guacamole
- Verduras al wok: camote, zanahoria, chile poblano, betabel, brócoli, col, coliflor, cebolla morada, etc.
- Verduras al horno (calabaza, zanahoria, coliflor, betabel, nabo, etc.)

POSTRES (9 a.m. – 1 p.m.):

- Strudel de manzana o pera
- Panqué con matcha
- Frutas al horno (peras, manzanas) o asadas
- Tarta de limón con harina de coco
- Pastel de coco

- *e*   Helado de leche de almendra de limón, piña, kiwi, etc.
- *e*   Paletas de frutas

Añadimos: hierbas culinarias, verduras y raíces.

El cuarto tipo: "SENTIMENTAL"

"Cuando las personas se ven afectadas por el calor-humedad, espíritu de esencia disminuido, plenitud en el pecho con respiración rápida, articulaciones pesadas, calor generalizado con irritación, micción frecuente y amarilla, heces blandas frecuentes, y no piensan en comer o beber.".

(Tratado Sobre el Bazo y el Estómago, siglo XIII d. C.).

Caso 8. Irina, una mujer de 46 años, vive en Rusia.

Toda su juventud Irina disfrutaba un peso ideal, y solo después de dar a luz a sus dos hijos, su peso subió hasta los 87 kilos, a pesar de tener una estatura de solo 1.68 metros. Había probado varias dietas para perder peso, y una de las que más le ayudó fue la de terminar de comer a las 5 de la tarde, con la cual logró perder diez kilos. Luego, comenzó un negocio de crianza de cerdos y su alimentación diaria consistía principalmente en cerdo, pan y pasta, con pocas verduras. Esto provocó que volviera a aumentar de peso. Además, tenía un historial de fumar desde los 18 años.

A los 40 años, dio a luz a un tercer hijo y su peso llegó a los 110 kilos. Esta vez ninguna dieta le ayudaba y perdió la esperanza de bajar de peso. El tejido adiposo estaba concentrado en la parte media de su cuerpo y en su rostro. Casi siempre se sentía descontenta y le faltaba la respiración ante cualquier mínimo esfuerzo, y roncaba en la noche.

Uno de los errores principales en el caso de Irina fue su alimentación basada en la carne de cerdo durante todo el año, lo que generó el sobrepeso. La falta de verduras también contribuyó a la acumulación de toxinas, y su hábito de fumar empeoró la condición.

Este estilo de vida durante tantos años afectó varios órganos. Su grado de obesidad mostraba una acumulación avanzada de humedad-calor, que había afectado sus pulmones (lo que explicaba su ronquido nocturno). Un trastorno endocrino era evidente por su rostro, que en la medicina china implica un problema de los riñones.
Dado que a Irina le costaba trabajo hacer cambios drásticos en su alimentación, decidimos que lo más importante era incorporar un par de reglas: reemplazar café por té verde con hierbabuena, reducir el consumo de carne y siempre acompañarlo con una gran porción de verduras. No comer después de las seis de la tarde también era importante para dar reposo al sistema digestivo dañado, y para ella, esta regla era más fácil de cumplir que las demás.

Después de dos meses siguiendo esos consejos, la paciente logró perder siete kilos, y al continuar con la dieta durante seis meses redujo su peso a 90 kilos.

Las causas:

Las causas de este tipo son similares al tipo anterior. El desbalance comenzó con una dieta desequilibrada, el abuso de alimentos "humidificadores" y cenas tardías. Primero afectó el bazo (páncreas) y, a lo largo de los años, involucró a otros órganos, lo que llevó a la acumulación de humedad-calor con la humedad predominante.

Los síntomas:

Este patrón lo llamo "sentimental" porque, aunque estas personas sufran irritación y ansiedad como el tipo previo, la humedad dominante sobre el calor causa más angustia y vejación que enojo. Son muy sentimentales y reaccionan ante los conflictos con tristeza, llanto y pena, lo cual suele ser más común en el sexo femenino. La humedad provoca una sensación de opresión y pesadez en el pecho, y cuanto más humedad esté presente, más emotiva y deprimida se siente la persona.

Esta gente puede sufrir las mismas enfermedades que el tipo previo, que involucran el páncreas, el hígado, la vesícula biliar y los intestinos, con varias diferencias en los síntomas en comparación con el tipo ¨molesto¨: la tez del rostro es más amarillenta o blanca que roja, falta de energía y agudeza mental, reacciones lentas, manos frías y poca sed. La evacuación intestinal es amarilla y suelta, con moco y un olor fuerte; la orina es turbia y amarilla.

SÍNTOMAS	PREVALENCIA DE CALOR	PREVALENCIA DE HUMEDAD
TEZ	Rojiza	Amarillenta terrestre
AGUDEZA MENTAL	Astutos	Pesadez en la cabeza
MANOS Y PIES	Calientes	Normales o fríos
APETITO	No aguantan el hambre	Poco apetito
NIVEL DE ENERGÍA	Energéticos	Cansados

POSICIÓN PREFERIDA	Sentado	Acostado
EVACUACIÓN INTESTINAL	De color oscuro	Amarillos sueltos

La dieta:

Limpiando los intestinos con los tés matutinos, no olvidemos sanarlos agregando ingredientes que contengan colágeno, como agar-agar, semillas de linaza o chía, e intercalarlos con caldos de huesos. Añadimos "las cuatro esponjas" y otros alimentos aromáticos que absorben la flema-grasa: anís, cardamomo, cáscaras cítricas, cebolla, cebollín, cilantro, comino, eneldo, estragón, jazmín, jengibre joven, hierbabuena, hinojo, laurel, menta, hojas de mostaza, nabo, orégano, rábanos, romero, salvia, etc.

De manera similar al tipo anterior, este tipo tiene que dejar de tomar agua a pocos sorbos y esperar hasta sentir más sed. También hay que cambiar el hábito de beber agua por té caliente, sin importar la temporada.

Recordemos que los sabores principales que eliminan la humedad-calor son insípido y amargo, y este tipo, con la humedad predominante debe enfatizar el consumo de alimentos de esos dos sabores, al igual que el tipo previo. Entre los cereales se encuentran: arroz, mijo, maíz azul, centeno, garbanzo, quínoa, frijol y lentejas. Casi todas las verduras, especialmente las de hoja, llevan el sabor amargo, y es recomendable añadirlas a los caldos o consumirlas después de una ligera preparación (al wok, al vapor, encurtidas, etc.). Les recuerdo que, dentro de las verduras, las más potentes para derretir la flema son las de la familia crucífera: col, col rizada, coliflor, col de Bruselas, brócoli, nabos, arúgula, pak-choi y berro de agua, que son excelentes para la gente yang.

Como este tipo sufre más del exceso de humedad que del calor, en la temporada de frío se puede tomar té negro, cacao u otras bebidas de energía yang, y cuanto más se esté expuesto al ambiente frío, más deben incorporarse.

Seleccionamos alimentos de energía tibia-neutra-fresca. Para freír, utilizamos sartenes tipo wok y aceite de coco o grasas animales. Restringimos el consumo de grasa, y evitamos los destilados. Eliminamos el consumo de cerdo, optando por pollo, res y mariscos. Para las personas que sufren de obesidad pronunciada, es aconsejable preferir los tés de hierbas a las frutas con alto contenido de agua; primeramente eliminamos la humedad antes de realizar desintoxicación con frutas.

Incorporamos los alimentos que fortalecen el bazo: anchoa, anguila, arroz, camote, cebolla, cebollín, chícharo, conejo, cordero, cúrcuma, espelta, guanábana, habas, jícama, lentejas, maíz, mamey, mijo, nabos, naranja, ñame, papaya, pavo, perca, pollo, quínoa, rábanos, res, setas, toronja, yuca, zanahoria. Las otras formas de cocción saludable para este tipo son el asado y la cocción lenta.

REGLA 20. Para el cuarto tipo, la dieta consta de caldos con alimentos de energía tibia-neutra-fresca, verduras, mariscos y pescado.

Desintoxicación Oriental: Limpia tu Cuerpo Según la Temporada

Aunque los tratamientos antiparasitarios son eficientes para eliminar microorganismos patógenos que se alojan en la humedad-calor, la medicina china enfatiza una desintoxicación suave pero diaria, con un enfoque según la temporada. Ya sabemos que a cada órgano se le atribuye su estación.

PRIMAVERA. En primavera, cuando las hierbas crecen rápidamente y adquieren el color más verde de todo el año, el objetivo es desintoxicar el hígado. Esto aplica para toda la gente, pero es especialmente importante para las personas yang que sufren de exceso de calor con toxinas acumuladas. Al tomar jugo verde en ayunas se alcanza una efectiva limpieza del hígado y la vesícula biliar. Se puede preparar con nopal, apio, cilantro, perejil, chlorella, pepino, etc. y se agregan frutas cítricas, kiwi, uvas, etc. como azúcar natural. El jugo verde se toma después de limpiar los intestinos con un té caliente de hierbas.

VERANO. En la temporada de máximo calor, cuando la naturaleza nos regala una gran variedad de frutas, se elimina el calor excesivo, se limpia la sangre y se cura el corazón, el órgano activo del verano. Para esto usamos frutas de color rojo: sandía, uva, papaya, manzana, frutos rojos, pera, durazno, y verduras como betabel y jitomate, que se asemejan al corazón, otra "firma" regalada por la naturaleza.

La desintoxicación es un proceso complejo, porque no es solo la cuestión de despegar las toxinas y metales pesados que se guardan dentro de las células, sino también de ligarlos y guiarlos hacía su "recta final", evitando que se reintegren. Para cumplir con esto, los nutriólogos diseñan diferentes etapas de desintoxicación. A pesar de su complejidad, la naturaleza lo hace distinto: nos proporciona frutas que tienen todo lo necesario: su contenido líquido es puro y estructurado, lo que facilita la penetración celular; el azúcar natural proporciona energía a las células para liberar toxinas; su fibra las liga y transporta hacía los intestinos. Finalmente, los líquidos limpios de las frutas restauran el ambiente saludable en el organismo y eliminan el calor excesivo.

En los países del sur, existe una dieta popular de sandía: durante una semana, solo se come esta fruta, pero sin límites. Además de eliminar toxinas, los activos principales de la sandía eliminan el ácido úrico, bajan la presión arterial, tratan edemas, fortalecen el corazón, tranquilizan el sistema nervioso y disuelven cálculos renales.

OTOÑO es la temporada de máxima humedad, y es en ese momento cuando se aprovecha la mejor época para fortalecer el sistema digestivo, eliminar la flema y restaurar las paredes intestinales. Se emplean raíces y verduras amarillas y blancas de la temporada: zanahoria, rábanos, lentejas, mijo, calabaza, camote, ñame, cúrcuma, nabos, papas, quínoa, setas, yuca, cebolla y otros. Estos ingredientes se agregan a los caldos y ensaladas. También se preparan jugos de colores amarillo y marrón con base de camote, mamey, papaya, zanahoria, naranja y toronja, a los cuales se les añade jengibre joven para potenciar la eliminación de flema.

INVIERNO. Finalmente, el invierno es el período yin, cuando la naturaleza descansa. En la filosofía oriental, es el tiempo de retrospección, meditación y mínimos esfuerzos físicos. Es la temporada para tonificar las reservas de qi. Para esto, la naturaleza nos suministra carne, que antes se congelaba naturalmente en las temperaturas bajas y se guardaba durante todo el invierno para su consumo, así como setas, cereales y verduras con cáscaras gruesas como calabaza, jícama, rábanos, cebolla, papá que se les permiten conservar su qi durante meses del frío. La desintoxicación está contraindicada debido a que el qi se hunde en las capas profundas y todos los procesos del organismo se ralentizan.

Como el exceso de calor se convierte en toxinas, las personas yang requieren desintoxicación diaria. Y no solo la gente yang: esta forma tradicional de comer según las estaciones es beneficiosa para todas las personas, independientemente de si son yang o yin, o si tienen un exceso de humedad o no.

Plan de comidas para el tipo "SENTIMENTAL"

LA PRIMERA BEBIDA SANA (5 – 7 a.m.):
- Un baso de caldo de huesos o de caldo de camarón con hierbas aromáticas
- Té de jengibre joven con cúrcuma, cáscaras cítricas, clavo y miel
- Té de cáscaras (piña, manzana, toronja, etc.) con canela y jengibre joven
- Té de cáscaras de mandarina con limón y canela
- Té de manzanilla, caléndula, limón o cáscaras de frutas y clavo
- Té de salvia y limón
- Infusiones de semillas de linaza o chía

OTRAS BEBIDAS (durante el día):

Para temporada de calor:
- Té verde con hierbabuena, cáscaras cítricas o jazmín
- Té de manzanilla con cáscaras cítricas
- Té de cáscara de piña con canela y jengibre
- Té verde con caléndula y albahaca
- Té de limón entero con menta y albahaca
- Té oolong con cáscaras cítricas
- Té pu-erh
- Té matcha
- Té mate
- Té verde frío con limón
- Té verde con jazmín

Para temporada de frío:
- Té negro con hierbabuena y cáscaras cítricas
- Café de olla
- Cacao o chocolate con canela
- Té negro con cáscaras cítricas y canela
- Té negro con frutos rojos y cáscaras cítricas
- Té chai

LA PRIMERA COMIDA SANA (7 – 9 a.m.):
- Caldos y sopas (ve sugerencias abajo)
- Betabel, zanahoria, camote, col, brócoli, nabo, rábanos, arúgula y otras verduras de hoja al vapor o al wok
- Papaya, mamey, frutos rojos, moras y ciruela (en temporada de calor)

CALDOS Y SOPAS (7 a.m. – 6 p.m.):

- Congee de huesos con jengibre joven, cebollín, chícharo, apio, brócoli, zanahoria y condimentos aromáticos
- Mole de olla
- Sopa francesa de cebolla (con pan de centeno y un queso viejo)
- Sopa de rábanos
- Sopa de pancita de res picante
- Pozole verde con pollo
- Sopa de setas
- Sopa crema de calabaza amarilla
- Sopa de res y jitomates
- Sopa de chícharo
- Sopa de mariscos
- Sopa de charales
- Sopa de jícama con verduras verdes

DESAYUNO (9 a.m. – 11 a.m.):

- Chilaquiles con tortillas de maíz azul y salsa roja
- Huevos revueltos con cebolla y hierbas aromáticas
- Tacos de mariscos, pollo o res
- Sándwiches con pan de centeno (huevos cocidos, salmón, jengibre marinado, wasabi, etc.)
- Omelette con cebolla, apio, col de Bruselas, brócoli, nabos, coliflor, chile poblano, calabaza, ejotes, arúgula y otras hierbas culinarias
- Huevos revueltos con camarón y cebollín
- Huevos a diablo con wasabi (evitamos mayonesa)
- Rollos primavera chinos al horno o freidora de aire
- Waffles de harina de coco

COMIDA Y CENA (11 a.m. – 6 p.m.):

- Aguachile de camarón
- Mollejas de pollo con verduras
- Albóndigas con verduras
- Fideos de arroz con pollo (pavo, res), brotes de soya y verdura
- Tacos (tostados) de tortilla azul con pollo, pavo, res, camarones, pescado
- Empanadas de maíz azul
- Chile relleno de carne molida, arroz y verduras
- Estofados en olla de cocción lenta con pollo, pavo, res y verduras
- Pescado en salsa de soya con jengibre
- Risotto con carne y setas
- Mijo con pollo, carne de res y verduras
- Lentejas con cebolla, zanahoria y otras verduras
- Paella
- Verduras al wok: camote, zanahoria, chile poblano, col, coliflor, cebolla morada, etc.
- Patas de pollo estilo chino
- Ejotes con jengibre
- Salteado de res con brócoli
- Pato a la naranja
- Pollo ganso en olla de cocción lenta con salsa de frutos rojos
- Pollo y brócoli estilo chino
- Salteado de calamares
- Camarones con huevos Fu Yong
- Asado de res, pollo, perca, conejo, papas, camote, setas, cebolla, cebollín, calabaza, berenjenas, pimiento, chile poblano, etc. Para condimentar usamos salsa wasabi, mostaza, salsa de rábano.

GUARNICIÓN (9 a.m. – 6 p.m.):

- Arroz cocido a base de caldo o al vapor
- Mijo
- Quínoa
- Humus
- Verduras al vapor o al wok (camote, zanahoria, chile poblano, betabel, brócoli, col, coliflor, cebolla morada, etc.)
- Mijo cocido a base de caldo
- Puré de camote, chícharo, garbanzo, habas, zanahoria, calabaza, yuca, etc.
- Germinados
- Raíces al vapor o al wok (betabel, camote, zanahoria, nabos, raíz de apio)
- Col, pepinos y otras verduras fermentadas
- Rábano, cebolla, col y otras verduras encurtidas
- Batido de arándano con jengibre y mandarines
- Espárrago horneado
- Lentejas cocidas a base de caldo
- Verduras al horno (calabaza, zanahoria, coliflor, betabel, nabo, etc.)
- Col frita
- Verduras al wok: camote, zanahoria, chile poblano, betabel, brócoli, col, coliflor, cebolla morada, etc.
- Verduras al horno (calabaza, zanahoria, coliflor, betabel, nabo, etc.)

POSTRES (9 a.m. – 1 p.m.):

- Pastel de zanahoria con ciruelas pasas y ajonjolí negro
- Pasteles de frutos cítricos
- Jengibre caramelizado

- e   Pasteles de coco
- e   Brownies de harina de coco
- e   Barras de postre de quínoa y frutos rojos

Añadimos: hierbas culinarias, verduras y raíces, la mayoría de las cuales llevan los sabores amargo e insípido.

Sobrepeso alrededor de la cintura: "PALOMITA"

"No puedes deshacerte de la humedad si el qi no se mueve"

(Tratado Sobre el Bazo y el Estómago, siglo XIII d. C.).

Ahora, aparte del sobrepeso tipo humedad-calor o humedad-frío, existe un trastorno que, en su forma pura, no tiene nada que ver con el exceso de yin o yang, sino que es el resultado del bloqueo de la circulación de qi. Este patrón no es una obesidad obvia y se manifiesta en la acumulación de sobrepeso en la parte media del cuerpo de unos pocos kilos. No obstante, en los casos de sobrepeso más pronunciados, este trastorno muy a menudo está acompañado por un exceso de humedad-calor o humedad-frío, y es entonces cuando la obesidad en la parte media es evidente y se mezclan los síntomas de ambos tipos.

Caso 9. Amber, una mujer de 45 años de Oregón, Estados Unidos.

Amber había sido consciente de su salud y llevaba un estilo de vida saludable. Practicaba yoga, meditación y otras prácticas espirituales. Durante muchos años, trabajó como contadora, aunque no le gustaba eso. A los 40 años, encontró el trabajo de sus sueños como administradora de retiros de yoga.

Durante los primeros dos años en su nuevo trabajo, se sentía feliz. Disfrutaba de la naturaleza, participaba en actividades de yoga y meditación, y estaba contenta con su empleo. Con el tiempo, la empresa creció y llegaban más y más clientes, lo que traía más trabajo para ella. En lugar de trabajar ocho horas al día, ya trabajaba doce horas, encargada de recibir a los clientes desde su llegada hasta resolver todos sus problemas de estancia, incluso en medianoche. Poco a poco dejó de participar en las actividades del retiro solo para poder descansar. Gradualmente, el nivel de estrés, tensión y descontento aumentaba. Se sentía ansiosa, comenzaron molestias gástricas, además de que dormía mal. Acudió a consulta para tratar el insomnio y problemas hormonales. Comentó que había olvidado su vida sana, ya comía dulces y tomaba café. No tenía problema de sobrepeso, solo unos kilos en la parte media del cuerpo.

Volviendo al tema de la interdependencia del psique y el físico, la medicina china adhiere a este postulado: no importa cómo comenzó un desequilibrio, por emociones o a nivel físico, se puede curar con una alimentación correcta, hierbas y otras terapias como la acupuntura. En el caso de Amber, su trastornó empezó con emociones, que afectaron al hígado, el órgano más sensible al estrés, y agregaron varios centímetros a su cintura.
En el caso del bloqueo de qi, se prescriben alimentos que regulan su flujo, muchos de ellos son de color verde, el color del hígado, de los cuales se hablará en detalle más adelante. Por cierto, cuando la depresión es el resultado del flujo de qi interrumpido, estos mismos alimentos sirven como antidepresivos naturales.

Para eliminar la raíz del problema, los consejos para Amber eran volver a practicar yoga y meditación, junto con terapia de auriculopuntura con semillas medicinales, que le sirvió para dejar de comer por ansiedad y apoyar a la terapia antiestrés. Un año después se jubiló, regresó a sus clases de yoga, empezó a comer bien y, en un par de años más, bajó cinco kilos de peso y redujo varios centímetros de su cintura.

Las causas:

Hace un poco más de un siglo, la gente no sufría tanto estrés como hoy en día porque la vida era estable: una sola pareja, un solo trabajo y, en general, un futuro predecible. Ahora es difícil vivir así; sentimos inseguridad y nos estresamos tanto en el trabajo como en la vida personal. Además, se suma la contaminación ambiental, que no existía en el pasado. Este estilo de vida lleno de ansiedad y prisa afecta primeramente al hígado. Lamentablemente, el desequilibrio hepático no se detecta durante mucho tiempo, ni siquiera mediante ultrasonidos o tomografías, y la triste realidad es que rara vez se puede encontrar a personas con este órgano funcionando al cien.

Debido a esta vida rápida y estresante en los países "desarrollados", el porcentaje de personas que, en uno u otro grado, tienen un bloqueo de qi del hígado supera el 80%; esto es lo que afirman especialistas en medicina tradicional china basándose en su experiencia clínica. Así, se concluye que un alto porcentaje de personas con sobrepeso presentan este trastorno, ya sea de forma pura o, muy a menudo, combinado con humedad-frío o humedad-calor.

Este patrón afecta más a personas que se exigen mucho a sí mismas y a los demás; perfeccionistas a quienes les cuesta perdonar y quienes guardan ira e irritación reprimidas. En las mujeres, emociones como la culpa, la pena o el descontento consigo mismas, que perduran durante años, bloquean el flujo de qi.

Otra razón que contribuye a la acumulación de grasa alrededor de la cintura es comer en momentos de estrés, prisa o tensión emocional. Las dietas con mucha carne y deficiencia de verduras y hierbas añaden desechos metabólicos al hígado. Con la edad, la congestión de este "filtro corporal" empeora, y se agrava aún más debido al consumo de conservantes, edulcorantes, medicamentos, drogas, tabaco, alcohol y los compuestos químicos nocivos del aire y el agua. El café, al ser un fuerte estimulante de qi, en cantidades grandes, causa daño y su flujo se vuelve esporádico: los altos se cambian por los bajos y viceversa.

Para la gente mayor se vuelve importante limpiar el hígado diario con una dieta adecuada. Se aconseja que después de los 40-50 años, la dieta se base principalmente en verduras, verduras de hoja, hierbas y cereales, reduciendo la cantidad de carne a medida que envejecemos.

Finalmente, la menopausia y ciertas cirugías en el sistema reproductivo, como la extirpación de los ovarios o el útero, sobrecargan al hígado por la necesidad de recuperar el equilibrio hormonal tras la pérdida del órgano.

Los síntomas:

El hígado es el motor que hace circular el qi por todo el cuerpo, y su estado sano resulta en un flujo suave y un estado emocional tranquilo. Los meridianos, que son las carreteras de qi, siguen una dirección arriba-abajo-arriba, pero cuando el motor no está funcionando bien, el qi empieza a moverse caóticamente, de manera más horizontal que vertical, provocando sensación de hinchazón abdominal, molestias gástricas y acumulación de grasa. Un signo cardinal de este bloqueo es una sensación de opresión entre las costillas con ganas de hacer suspiros profundos.

Justamente este bloqueo de qi se puede comparar con un congestionamiento de tránsito, cuando muchos vehículos se detienen en un solo lugar: los motores encendidos emiten desechos de petróleo y el área se sobrecalienta. De forma similar, se genera un calor patógeno en el hígado, que no se debe a un exceso de yang, sino al fuego con toxinas derivado del estancamiento de qi. Luego, este fuego patógeno asciende, creando una ¨bola de flema¨ atrapada en la garganta, acidez estomacal y eructos con sabor amargo. La digestión se complica con síntomas de pesadez gástrica y la evacuación intestinal se vuelve irregular: estreñimiento seguido de diarrea. El abdomen está duro a la palpación, las extremidades se sienten frías: el qi y la sangre no alcanzan las partes distantes del cuerpo. Las uñas, que reflejan el estado del hígado, se vuelven frágiles y secas, los tendones se debilitan y se producen calambres.

Para dispersar el bloqueo, se desee tomar "activadores del qi" potentes: café, chocolate, o, en casos graves, alcohol y drogas. Los amantes del café se acostumbran a este estado de altibajos de energía y pierden la sensación del flujo de qi normal que supone una energía estable durante el día. El consumo excesivo de café solo empeora esta obstrucción, que, cuando termina el efecto, regresa peor que antes. Los drogadictos y alcohólicos alcanzan niveles críticos del bloqueo de qi.

El sonido del hígado es grito, y la emoción es ira, que a menudo son formas de expresarse para este patrón. Además, esta gente sufre bruscos cambios de humor o energía, sin poder conciliar el sueño en la noche. Muchas veces se presenta un síntoma especial: el insomnio de la una hasta las tres de la mañana, en las horas de actividad máxima del hígado.

Las mujeres son muy dependientes de las emociones y su sentido del humor es claramente visible en el rostro. Cuando se sienten felices, se nota en su cara y comen bien, si están de mal humor su cara se vuelve inerte y pierden el apetito. Además, su ánimo depende en gran medida del clima y la época del año. A menudo son las que cuidan su dieta y tienen buena salud en general, pero aún así tienen problemas relacionados con su ciclo menstrual, que se vuelve irregular y se puede acompañar con dolor en los senos, la cabeza y cólicos abdominales.

El hígado es el hogar del Hun; el espíritu de la creatividad y planificación. El Hun sano genera ideas creativas, imaginación vívida y una vida llena de planes. El bloqueo de qi roba anhelos, las ganas de alcanzar metas o de perseguir una carrera, y trae frustración o enojo. Y también existe el otro extremo, si el qi está demasiado disperso, uno llega a soñar en exceso, construir planes no realistas y, en casos patológicos, imaginarse ser Napoleón, un mesías u otros personajes.

Por desgracia, este patrón no se manifiesta en los estudios médicos y solo se detecta por los síntomas descritos arriba. Con el transcurso del tiempo, el fuego de qi atrapado ataca a otros órganos: formando cálculos biliares, causando gastritis, úlceras gástricas, hipertensión, migrañas, pesadillas y manchas en la cara. Los ojos se vuelven secos, con un matiz amarillo o rojo, y aparecen problemas oculares. Es el bloqueo de qi lo que espesa la flema, formando nudos o tumores.

En las análisis de sangre, cuando se detectan triglicéridos o enzimas hepáticas elevadas, ya son síntomas de un problema más serio que requiere no solo cambio de dieta, sino también hierbas medicinales.

Cuidado con las nueces

Caso 10. Jorge, un hombre de 41 años, vive en la Ciudad de México.

Había tratado de comer sano y no tenía ninguna molestia de salud, solo estaba preocupado por el colesterol elevado. Con orgullo contaba que nunca tomaba los destilados, solamente vino, comía sano, con poca carne y mucho pescado sin grasa. Consumía nueces diariamente, que compraba por mayoreo. Además del colesterol elevado, su análisis mostró triglicéridos en un alto nivel, pero aún dentro del límite. Tenía solo 5 kilos de sobrepeso, pero a menudo sentía sensación de hinchazón en el estómago y abdomen.

Actualmente se escucha la preocupación por el colesterol elevado, que, en mi opinión, está exagerada. Lo que debe ser preocupante no el colesterol, sino que los triglicéridos estuvieran cerca de su nivel alto, lo cual es una señal de que el hígado no realiza su función del filtro corporal bien. Aunque estén dentro de sus límites, siempre hay que prestar atención cuando los números se desvían bastante del promedio, lo cual es una regla importante de prevención de enfermedades.

En general, la dieta de Jorge era buena en la parte de no abusar de la carne, del alcohol ni del café; lo único que no manejaba bien era el consumo de grasas: prefería pescado sin grasa y muchas nueces, además peladas, sin saber cuánto tiempo habían estado expuestas al sol.

La mitad del contenido de las nueces consiste en grasas, ya sea nuez de castilla, almendra, avellanas o cacahuetes, y son aceites insaturados que se oxidan una vez expuestos al sol, calor y oxígeno. Y son muy nutritivas, lo que las hace difícilmente digeribles. De hecho, en los países asiáticos descubrieron esto hace milenios, y todos ellas se consumen solo después de una preparación térmica. Incluso los cacahuetes no se comen crudos, se hierven por al menos media hora, lo cual en el mundo occidental nos parece absurdo, sino para la gente oriental es la cuestión de la salud.

Vamos a profundizar más en el tema de las grasas y ver qué tipo de grasa consumían nuestros ancestros. Los estudios publicados en PubMed (PMID:12442909), que anteriormente se consumían cantidades iguales de omega-3 (presente en el pescado) y omega-6 (nueces y semillas). Es decir, la proporción era 1:1. ¿Por qué es importante esta proporción y qué consecuencias tiene para la salud?

Hoy en día, la gente consume estas grasas en una proporción de 1:15 a favor del omega-6, que se encuentra en aceites vegetales y nueces. Esta distorsión en el consumo de las grasas lleva a varios problemas inflamatorios, y no solamente se trata del riesgo de oxidación de los aceites insaturados, sino también del hecho de que el omega-6 es inflamatorio, mientras que el omega-3, por el contrario, es antiinflamatorio.

No cabe duda de que actualmente la gente percibe la comida sana de manera diferente a la antigua. En China, las nueces no se consideran adecuadas para bajar de peso, y se recomienda sustituirlas por pescados grasos como sierra, arenque, salmón, sardina o trucha, con el objetivo de recuperar este equilibrio entre omega-3 y omega-6 a 1: 1 como lo tenían nuestros ancestros.

La dieta:

Ya se ha mencionado que la salud y el bienestar se alcanzan con el flujo de qi uniforme, cuya dirección debe ser vertical dentro de sus carreteras llamadas meridianos; así se evita la acumulación del sobrepeso en la cintura y el abdomen.

Las personas del patrón "palomita" deben recordar que, con estrés y emociones negativas, los músculos internos del sistema digestivo se tensan. Esos espasmos afectan al esfínter y a otras válvulas, bloqueando el flujo de la bilis y descomponiendo todo el proceso digestivo. Para estas personas es importante comer en paz y comenzar la comida con algo caliente, como caldo o estofado, o al menos tomar té verde 10-20 minutos antes de comer, algo que se suele hacer en China. Al llegar a un restaurante, te lo sirven gratis porque ellos saben que los líquidos calientes preparan el tracto digestivo para una mejor absorción de qi de la comida.

Hace muchos siglos, los monjes chinos nos revelaron los alimentos que normalizan el flujo de qi: acelga, albahaca, alcachofa, apio, arúgula, betabel, brócoli, cilantro, chícharo, col, ejote, espárrago, espinaca, hinojo, germinados, lechuga, mostaza, nabo, níspero, nopal, perejil, rábanos, romeritos, té verde y blanco, zanahoria, wasabi, etc. Se puede notar que la mayoría son de color verde, el color del hígado, y la circulación de qi se normaliza en gran medida por desintoxicarlo. La temporada más indicada para ello es la primavera, cuando el hígado se activa y se obtienen resultados mucho más efectivos que en cualquier otra estación. Es cuando las hierbas y verduras de la primavera, como el espárrago y el pepino, crecen rápido y adquieren un color verde brillante, una demostración de su qi potente, mientras que en las otras estaciones se puede notar que el color no es tan vívido. Tampoco olvidemos de las hojas comestibles de betabel, nabo, rábanos, zanahoria, que para este tipo son más medicinales que la raíz; éstas se consumen después de una ligera preparación térmica. De hecho, verduras de hoja, hierbas y germinados se pueden agregar a todo lo que cocinamos. Algunas recetas recomendadas son: caldo de espinaca, pollo con romeritos, sopa de aguacate, etc.

El efecto significativo de la limpieza del hígado y dispersión de qi se alcanza al tomar un jugo verde en ayunas. Se puede preparar a base de nopal, apio, cilantro, chlorella (un alga repleta de clorofila) o pepino. Se agregan frutas cítricas, kiwi, uvas, etc. como azúcar natural. El jugo verde se toma después de limpiar y calentar los intestinos con un té de hierbas.

El sabor picante dispersa el qi e incluye alimentos aromáticos. Hacemos el primer té medicinal con caléndula, cáscaras cítricas, cúrcuma, diente de león, eneldo, estragón, hierbabuena, menta, orégano, salvia, etc. Las combinaciones comercializadas que cumplen el objetivo son: té verde con menta o limón, té mate y matcha. El ácido es el sabor del hígado, cuya propiedad es limpiar la sangre; por ello, agregamos cáscaras de granada, manzana, piña, flor de Jamaica y otros alimentos de este sabor.

A lo mejor me repito, pero es importante recordar que todas las hierbas culinarias, en cierto grado, llevan el sabor amargo. Con el tiempo, he llegado a una conclusión interesante: la cintura y el abdomen reflejan el "amor" a las verduras de hoja y hierbas, y cuanto más amor haya, más delgada se conserva esta parte del cuerpo. Me refiero especialmente a las personas mayores de 30 años, cuando el filtro corporal ya no está limpio, que hace "crecer" la cintura.

Entre más aparezcan los síntomas del fuego, que es la fase avanzada del bloqueo de qi: cara rojiza, ojos rojos, migrañas, pesadillas, presión alta, ira, gritos, más debemos agregar hierbas amargas como diente de león, caléndula, cardo mariano, tanaceto, lechuga romana, entre muchas más. Para el hígado caliente es como el agua que apaga el fuego.

Una queja que se escucha muy a menudo es: "Por qué las hierbas chinas deben ser tan amargas? ¡No hay ni una fórmula agradable al paladar!" Pues, primeramente, se administran en dosis curativas, y además, el sabor amargo es lo que nos falta a todos en la comida. La Escuela del Bazo y Estómago que inició Li Dong Yuan, cuyas frases he citado aquí, afirma que la raíz de la mayoría de los problemas de salud es el sistema digestivo, donde el hígado juega un papel crucial y el sabor amargo ocupa un lugar igual de importante que los otros sabores.

Entre los cereales, optamos por amaranto, centeno, lentejas y mijo, que son de sabor amargo y energía fresca. No olvidemos "la semilla de la vida", el arroz, de sabor insípido, adecuado para todos los tipos de sobrepeso; es eficaz para deshacerse de la humedad y es el mejor de todos los cereales para fortalecer el sistema digestivo.

La "palomita" tiene que evitar alimentos de energía caliente. En primer lugar, son destilados, seguido por el café; se debe limitar el consumo de carne, especialmente en primavera y verano. Restringimos el uso de condimentos calientes para no agravar el fuego, cuidamos la calidad de las grasas en la comida y evitamos comer tarde, con prisa o mientras estamos distraídos por algo. Para las personas perfeccionistas, es importante salir a conectarse con la naturaleza y obtener el qi puro del aire, mantener la armonía interna y recordar que es la diversidad de la gente lo que nos permite convivir.

Al desbloquear el flujo de qi, se activará el metabolismo, mejorará el estado emocional, se agilizará la creatividad y el aumentará el ánimo para alcanzar las metas. En mi caso, por más que trato de comer sano, no estoy exenta de la influencia del mundo moderno y, por el bloqueo de qi, de vez en cuando siento una bola de flema en la garganta o noto que doy suspiros profundos, o incluso me despierto en medio de la noche. Por eso, diario me preparo mi té favorito con jengibre, cúrcuma y cáscaras cítricas, que ahora es más importante que nunca por todos los virus marchando por el mundo y mutándose cada rato, porque ayuda a mantener las defensas altas (ve la receta al final del libro).
Para desintoxicar el hígado y reducir el sobrepeso en la parte media, tópicamente se pueden aplicar envolturas de aceite de ricino, hacer acupuntura, entre otras terapias.

REGLA 21. La "palomita" debe equilibrar su estado emocional y desintoxicar el hígado con verduras de hoja y hierbas culinarias, aumentando la dosis en primavera.

Auriculoterapia para bajar de peso

Como la "palomita" suele tener inestabilidad emocional y a menudo come por ansiedad, una de las terapias que ayuda a recuperar el bienestar es la auriculoterapia (colocación de semillas medicinales en puntos específicos de los oídos). Los estudios han comprobado la eficacia de esta técnica en el tratamiento de la obesidad como terapia secundaria, ayudando a combatir el hambre, la ansiedad, la depresión y reprimiendo el apetito anormal.

Entre los puntos más comunes para adelgazar se encuentran: Shen Men, Estómago, Bazo, Hambre, Hígado y Endocrino. Se utilizan las semillas de Vaccariae, que se pueden adquirir en línea o en tiendas especializadas, ya pegadas a pequeños trozos de cinta adhesiva para facilitar su aplicación.

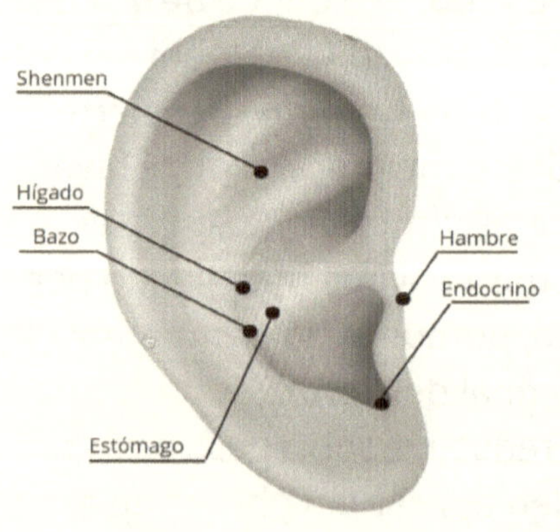

INSTRUCCIONES:

1. Colocamos las semillas en los puntos indicados en uno de los oídos usando pinzas, apretando para pegarlas bien.

2. Las dejamos durante tres o cuatro días, estimulándolas 5-6 veces al día durante dos o tres minutos cuando se sienta hambre y antes de comer.

3. La siguiente semana, se repite el procedimiento en el otro oído.

Después de la aplicación en ambos oídos, es recomendable tomar un intervalo de varias semanas.

Plan de comidas para el tipo "PALOMITA"

LA PRIMERA BEBIDA SANA (5 – 7 a.m.):
- Un baso de caldo de huesos o de caldo de camarón con hierbas aromáticas
- Té de jengibre joven con cúrcuma, cáscaras cítricas, clavo y miel
- Té de cáscaras (piña, manzana, toronja, etc.) con canela y jengibre joven
- Té de cáscaras de mandarina con limón y canela
- Té de manzanilla, caléndula, limón y clavo
- Infusiones de semillas de linaza o chía
- Té de diente de león
- Té de manzanilla, caléndula y clavo
- Té de tanaceto
- Jugos verdes

(para más opciones ve página 108)

OTRAS BEBIDAS (durante el día):
Para temporada de calor:
- Té verde con hierbabuena, cáscaras cítricas o jazmín
- Té de manzanilla con cáscaras cítricas
- Té de cáscara de piña con canela y jengibre
- Té verde con caléndula y albahaca
- Té de limón entero con menta y albahaca
- Té pu-erh
- Té matcha

- Té mate
- Té verde con limón
- Té verde con jazmín
- Jugos verdes
- Naranjada
- Aguas de limón, piña, mango, mamey

Para temporada de frío:
- Té negro con hierbabuena y cáscaras cítricas
- Cacao o chocolate con canela
- Té negro con cáscaras cítricas y canela
- Té negro con frutos rojos y cáscaras cítricas
- Té chai

LA PRIMERA COMIDA SANA (7 – 9 a.m.):
- Sopas y caldos (ve sugerencia abajo)
- Germinados, arúgula, lechuga romana, espinaca y otras verduras de hoja salteadas
- Nopal, brócoli, espárrago, alcachofa y otras verduras verdes al vapor
- Papaya, mamey, toronja, frutas cítricas, frutos rojos, moras y ciruela (en temporada de calor)

CALDOS Y SOPAS (7 a.m. – 6 p.m.):
- Congee o caldo de mariscos o pescado (a base de caldo de cáscaras de camarón, piel y huesos de pescado)
- Caldos de verduras
- Sopa de lima
- Sopa de aguacate
- Sopa de mijo

- e Sopa china (col china, cebolla, pollo)
- e Sopa de espinaca
- e Sopa de nopal
- e Sopa de col
- e Sopa de brócoli
- e Sopa de camarón con tofu y col rizada
- e Sopa con huevo china con espinaca

DESAYUNO (9 a.m. – 11 a.m.):
- e Panques de zucchini
- e Huevos a diablo con wasabi (evitamos mayonesa)
- e Panques de matcha
- e Panques de quínoa
- e Panques de ejotes
- e Huevos fritos con nopal
- e Rollos primavera chinos con al horno o freidora de aire

COMIDA Y CENA (11 a.m. – 6 p.m.):
- e Pollo con romeritos
- e Pescado de agua dulce a la sal y pimienta
- e Empanadas de maíz azul con lechuga o espinaca (evitar queso)
- e Col, pepinos y otras verduras fermentadas
- e Pescado a la sal y pimienta
- e Patas de pollo estilo chino
- e Salteado de camarón y espárrago
- e Camarón a la naranja con espárrago
- e Albóndigas de camarón al limón
- e Pollo a la piña
- e Paella
- e Paté de hígado

GUARNICIÓN (9 a.m. – 6 p.m.):

- Arroz
- Mijo
- Guacamole
- Espárrago, alcachofa, nopal, brócoli, betabel y otras verduras al vapor
- Quínoa
- Humus
- Puré de camote, chícharo, garbanzo, habas, zanahoria, calabaza, plátano macho, yuca, etc.
- Germinados
- Col frita
- Ejotes salteados estilo chino
- Col rizada con salsa de ostras
- Ensalada de espinaca estilo chino
- Chícharo salteado
- Cebolla o rábano encurtido con jugo de limón
- Salteado de brotes de soja
- Col china salteada con baby camarón seco
- Salsa de cilantro
- Fideos de arroz con verduras

POSTRES (9 a.m. – 1 p.m.):

- Pastel de piña taiwanesa
- Pudín de mango
- Helado de leche de almendra de limón, piña, kiwi, etc.
- Barras de postre de quínoa y frutos secos
- Brownies de harina de coco
- Manzanas (peras, etc.) asadas
- Paletas de frutas

Añadimos: hierbas aromáticas y verduras de hoja.

Papel del alcohol en la medicina china

"Todo es veneno y nada es veneno, depende de la dosis"
(Paracelso, siglo XV d. C.)

Uno de los temas controvertidos hoy en día es el alcohol y su influencia en la salud, y quería presentar un punto de vista de la medicina tradicional china sobre este tema.

Todo alcohol tiene sabor picante, y cuanto más alta sea su graduación, más de naturaleza yang será, lo que significa que, al superar el 30%, su energía es muy caliente y, al metabolizarse, produce toxinas.

De todas las formas de preparación de hierbas (infusiones, polvos, pastillas), la tintura hecha con alcohol actúa más rápido: en cuestión de un minuto ya circula en la sangre; mientras que las otras formas tardan horas o incluso días en hacer efecto. Aprovechando esta propiedad de alcohol, las tinturas solían utilizarse en China en casos de emergencia, como cálculos o trombos atrapados en los conductos y otras situaciones de emergencia. El efecto no es duradero, tiene un propósito específico, y hoy en día las especialistas de la medicina tradicional china rara vez usan estas fórmulas.

En cuanto a fines recreativos, el alcohol destilado en cantidades excesivas causa un bloqueo de qi debido a las toxinas, de manera similar a las drogas. Inicialmente, dispersa qi con intensidad, causando una sensación de relajación, el espíritu Hun de imaginación se libera, pero al acabar el estímulo, todo regresa a su lugar, y el estado del bloqueo empeora.

Al contrario de los destilados, el vino, con su grado bajo y en una dosis moderada, activa el flujo de qi, elimina frío, fortalece yang y nutre sangre, lo que aparentemente sabían otras naciones, no solo los chinos, quienes desde hace muchos siglos tienen la cultura de consumirlo casi a diario durante la cena.

De todas las bebidas alcohólicas, la cerveza es la única de energía fría debido a su proceso de fermentación y elimina calor excesivo de verano. A pesar de su sabor amargo, no es un producto indicado para bajar de peso, por que proviene de cereales fermentados que agregan humedad.

Mantén el equilibrio de las emociones

Un joven chino salió corriendo por la puerta de una universidad, gritando en voz alta:
— ¡Ingresé! ¡Ingresé! ¡Qué emoción!

Se le veía más feliz del mundo; después de haber dedicado años a estudios intensos en su pueblo, ingresó en una de las universidades más prestigiosas de China. Su felicidad no conocía límites y comenzó a bailar de emoción. Otros estudiantes se acercaron y lo abrazaron felicitando por el gran logro.

A un anciano le tocó ver la escena de lejos. Pensó un momento, se acercó al joven y le dijo:

— Hola joven, veo que estás muy feliz. Creo que ni siquiera sabes que uno de tus familiares acaba de fallecer en tu pueblito.

El joven se asustó: "¿Qué habrá pasado en mi familia?". Muy triste por la noticia, compró un boleto y esa misma noche viajó a su pueblo.

Para su sorpresa, toda su familia estaba sana y salva. Se enfadó por la mentira. Al regresar a la ciudad, un día volvió a ver a este anciano mentiroso:

— ¡Qué pena debe sentir usted por engañarme de tan mala forma y, más aún, a su edad! ¿Por qué lo hizo?

El anciano contestó:
— Te salvé la vida. Te veía demasiado feliz, y si no lo hubiera hecho, te habrías enfermado.

"La alegría y la ira excesivas, el frío y el calor excesivos hacen que la vida sea insegura." —dicen obras antiguas. No se puede comer solo el sabor dulce o gozar demasiado, ni ir al otro extremo de comer siempre amargo y siempre enojarse. Vivir sin equilibrio daña la salud; los tiempos difíciles son tan necesarios como los felices y nos regalan crecimiento espiritual. Abracemos todas las emociones; son el equilibrio de la vida.

Epílogo

Hemos llegado al final de nuestro viaje por el campo de la dieta china, una parte de la alimentación tradicional asiática, que no solo ayuda a perder peso, sino que también regala salud y prolonga la juventud. Esa gente no depende de los ejercicios para mantener su cuerpo esbelto; para ellos, el tai chi, qi gong y yoga son prácticas para preservar la vida, no para bajar de peso.

Como se ha mencionado, si te resulta difícil definir tu tipo en el último capítulo, puedes guiarte por los capítulos 1-4, siguiendo las reglas básicas: incorporar caldos, arroz blanco, maíz azul, "las cuatro esponjas" y otros alimentos que eliminan humedad y flema, según tu tipo yin o yang.

Espero que disfrutes del viaje hacia tu cuerpo ligero, sano y joven, y que vivas una vida llena de bienestar y logros. A los 47 años, me siento y me veo mejor que cuando tenía 25. Diana Nyad, una mujer estadounidense, a la edad de 64 años, nadó 177 kilómetros desde Cuba a Florida, estableciendo un récord de Guinness, que hasta hoy, ni personas mucho más jóvenes pueden igualar. Recuerden la frase de Jim Rohn, *"El éxito no es más que unas pocas disciplinas simples, practicadas cada día"*. Sé que no es fácil cambiarse de la noche a la mañana, pero con constancia, la cantidad se convierte en calidad y la información se transforma en acción, es una ley de la dialéctica. No estás destinado a seguir el camino de tus padres, abuelos o tíos si no lo quieres. Cada uno puede escribir su propio libro de vida.

Por último, te pido que tomes con un grano de sal la propaganda que se difunde por los medios de comunicación y la analices con mente crítica. Lamentablemente, he visto una gran cantidad de información que carece de respaldo sólido o que se publica con fines comerciales. Incluso los productos que consumimos a menudo llegan al mercado sin una verificación adecuada. Por ejemplo, se han realizado estudios donde se toma un extracto de una hierba, se coloca bajo el microscopio en la sangre humana y, al no observar ninguna interacción, concluyen que "la hierba no es eficaz contra bacterias", afirmando que es un mito que la hierba ayuda a combatir cierta enfermedad. Surge una pregunta lógica: ¿quién inyecta una infusión de hierbas directamente en las venas? Después de tomar un té, sigue un complejo proceso de digestión antes de que los nutrientes alcancen la sangre.

Recientemente, un familiar mío, quien trabaja en un laboratorio de ciencias médicas, me comentó: "Es que en Rusia y China han avanzado más en investigaciones solamente porque realizan experimentos raros como trasplantar cabezas de animales a cuerpos humanos, lo cual está prohibido en el resto del mundo". Pues claro, ¿a dónde creen que desaparecieron todos los osos que caminaban por las calles de Rusia durante la Guerra Fría? ¡Ya les colocaron sus cabezas sobre cuerpos humanos de esquimales en laboratorios subterráneos, a cinco kilómetros de profundidad!

Gracias por tu compra y el tiempo que dedicaste a leer este libro. Te agradecería que dejaras una reseña, eso me motivará a seguir adelante con otros libros. ¡Gracias!

Los Cabos, México, 2022.

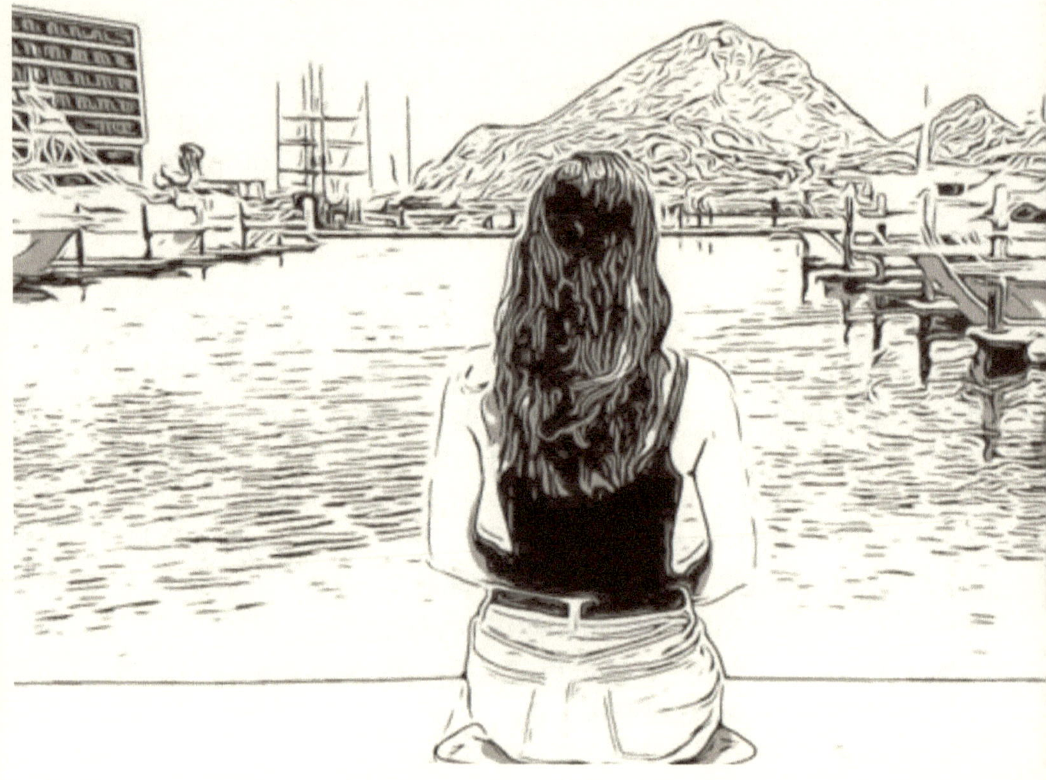

Hagamos un test final

Escoge la opción correcta. Importante: puede haber varias respuestas acertadas.

1. ¿Por qué los caldos son recomendables para todos los tipos de personas?

A. Porque fortalecen el sistema digestivo.
B. Porque el agua agrega yin y el fuego aporta yang. De esta forma se neutraliza la energía.

C. No es así. Los caldos no son recomendables para los tipos yang.

D. Los caldos solo se comen en la temporada de frío.

2. ¿Por qué en China cocinan hasta las frutas?

A. Porque siempre hace frío y por eso cocinan todo.

B. Porque al cocinar los alimentos se facilita el proceso digestivo.

C. Es costumbre, pero para adelgazar eso realmente no importa.

D. Porque no saben de la nutrición correcta.

3. Acerca de las "cinco sombras", ¿cuál es la afirmación correcta?

A. Para la gente con sistema digestivo débil siempre es aconsejable cocinarlas o evitarlas.

B. Son recomendables para los tipos calientes.

C. Son de energía más fría.

D. La gente se siente más calor sin esos alimentos.

4. Escoge la secuencia correcta de energía del jengibre, dependiente de su forma de preparación: de más caliente hasta el menos caliente:

A. El jengibre no es yang.

B. Jengibre seco – jengibre joven - jengibre marinado.

C. Jengibre marinado - jengibre seco - jengibre joven.

D. Jengibre joven – jengibre marinado – jengibre seco.

5. ¿Qué tipo de carne es recomendable para los tipos de frío (yin)?

A. Cordero
B. Pavo
C. Pollo
D. Venado
E. Cerdo
F. Res

6. ¿Qué tipo de carne es recomendable para los tipos de calor (yang)?

A. Cordero
B. Pavo
C. Pollo
D. Venado
E. Cerdo
F. Res

7. ¿Cuál de las siguientes afirmaciones es correcta?

A. Todos los tipos de personas tienen que tomar licuados para bajar de peso.
B. El principio para bajar de peso del patrón "ángel" es "evaporar la humedad".
C. "El calor trae la humedad y la humedad trae calor".
D. El principio del tipo "hongo" para bajar de peso es dispersar el qi bloqueado.

8. Según la dietética china la dieta intermitente es más eficaz cuando:

A. Se empieza a desayunar a las doce del día.
B. Se termina de comer a las cinco de la tarde.
C. No importa el horario de las comidas si uno come solo una vez al día.
D. Entre menos horas comemos es mejor.

9. ¿Cuál es el principio para tratar el patrón de la "palomita"?

A. Calentar el cuerpo porque las extremidades están frías.
B. Enfriar el cuerpo porque el hígado está caliente.
C. Regular la circulación del qi.
D. "Evaporar la humedad".

10. ¿Qué alimentos hacen circular el qi?

A. Picantes y aromáticos.
B. Amargos e insípidos.
C. Dulces y ácidos.
D. Salados.

11. ¿Cuáles son los pasos necesarios para eliminar la humedad y la flema?

A. Transformar la flema en humedad con hierbas aromáticas.
B. Activar el flujo de qi con hierbas picantes.
C. Activar el viento interno con hierbas picantes.
D. Eliminar la humedad con hierbas diuréticas.

12. Organiza los colores y sabores que corresponden a cada órgano:

<table>
<tr><td>rojo</td><td>salado</td><td>riñones</td></tr>
<tr><td>amarillo</td><td>ácido</td><td>corazón</td></tr>
<tr><td>negro (azul)</td><td>dulce</td><td>hígado</td></tr>
<tr><td>blanco</td><td>amargo</td><td>bazo</td></tr>
<tr><td>verde</td><td>picante</td><td>pulmones</td></tr>
</table>

13. Organiza los alimentos en dos columnas de acuerdo con su energía: yin, yang o neutro (consulta la tabla en el final del libro):

Maíz, té verde, té negro, arroz, res, jitomate, plátano, ajo, berenjena, pimienta negra, cerveza, vino, ciruela pasa, menta, canela, perejil, manzanilla, pulpo, garbanzo

YANG	NEUTRO	YIN

14. Marca los alimentos que eliminan la humedad y la flema: mijo, col, avena, maíz, laurel, cerdo, mostaza, sandía, leche, cebolla, quesos, camarón, eneldo, papas, piña, jengibre

seco, brócoli, cardamomo, pescados, arroz, aguacate, cordero, jitomate, jengibre joven, rábanos, frijol, soya.

(Las respuestas al test se encuentran más adelante)

Tabla de Los Cinco Elementos

	BAZO / ESTÓMAGO	PULMONES / INTESTINO GRUESO	RIÑONES/ VEJIGA	HÍGADO / VESICULA BILIAR	CORAZÓN / INTESTINO DELGADO
COLOR	amarillo (marrón)	blanco	negro (azul)	verde	rojo
SABOR	dulce (insípido)	picante	salado	ácido	amargo
ELEMENTO	tierra	metal	agua	madera	fuego
TEMPORADA	verano tardío	otoño	invierno	primavera	verano
FACTOR AMBIENTAL	humedad	sequedad	frío	viento	calor
TEJIDO CORPORAL	músculos	piel	huesos	tendones (uñas)	vasos sanguíneos
ÓRGANO SENSORIAL	boca	nariz	oídos	ojos	lengua
SONIDO	cantar	llorar	suspirar	gritar	reír
EMOCIÓN	preocupación	tristeza	miedo	ira	alegría
ESPÍRITU	Yi (inteligencia lógica)	Po (alma instintiva)	Zhi (voluntad)	Hun (ideas, planes)	Shen (comunicación memoria)

Tabla de La Energía de Los Alimentos

CALIENTE	TIBIA	NEUTRA	FRESCA	FRIA
HIERBAS Y CONDIMENTOS				
canela, clavo, jengibre seco, pimienta negra y cayena, chili, ginseng	eneldo, jengibre fresco, mostaza, nuez moscada, wasabi, pimienta blanca	albahaca, algarroba, alfalfa, anís, caléndula, cártamo, cilantro, comino, fenogreco, hinojo, jazmín, laurel, perejil, romero, sabio, tomillo	crisantemo, cúrcuma, diente de león, germinados, hierbabuena, manzanilla, menta, tamarindo, llantén	
CEREALES Y SEMILLAS				
	avena, frijol negro, nuez castillo, piñones	ajonjolí, almendra, arroz, azuki, cacahuete, centeno, espelta, garbanzo, girasol, pistachos, quinua, maíz, nuez de India, soja	alforfón, amaranto, cebada, fríjol, habas, lentejas, mijo, trigo	
CARNE Y PEZ				
cordero	anchoa, anguila, camarón, pavo, peces de agua dulce, pollo, venado	calamar, codorniz, ganso, langosta, ostras, res	caracol, cerdo, conejo, ganso, pato, pescados grandes del mar	almeja, cangrejo, mejillón, pulpo
VERDURAS				
ajo, pimientos picantes	berro, calabaza, camote, cebolla, cebollín,	aceitunas, betabel, chícharo, col, habas, ñame, rábanos	Acelgas, alcachofa, apio, arúgula, bok choy, brócoli, calabaza	bambú, berenjena, jitomate, papas, pimientos

	ejotes, pastinaca		italiana, coliflor, castañas, cilantro, chícharo, espárrago, espinaca, lechuga, mostaza (hoja), nabo, pepino, zanahoria	dulces, tomate
FRUTAS				
	ciruelas pasas, dátiles, granadas, frambuesa, frutas y bayas secas, nectarinas, melocotón, membrillo, ojo de dragón, pasas	cereza, ciruela pasa, higo, limón, uva	aguacate, arándano, coco, fresa, grosella, kiwi, limón, mandarina, mango, manzana, mora, naranja naranja amarga, papaya, pera, piña, pomelo, sandía, toronja	melón, plátano
MISCELÁNEO				
Cacao, café, chocolate, té negro	queso seco, leche de cabra, mantequilla, melaza, sorgo, vinagre, vino, yema de huevo	shiitake, té oolong	clara de huevo, cerveza, crema de leche, hongos, queso blanco, leche, té verde, té blanco, té pu-erh, yogur	sal, algas, salsa de soja

RECETAS

LAS CINCO ESPECIAS
El condimento de todos los sabores

INGREDIENTES:

- 9 estrellas de anís
- 3 ramitas de canela
- 2 cdas de pimienta de Sichuan (o pimienta blanca o negra)
- 2 cdas de semillas de hinojo
- 15 clavos de olor

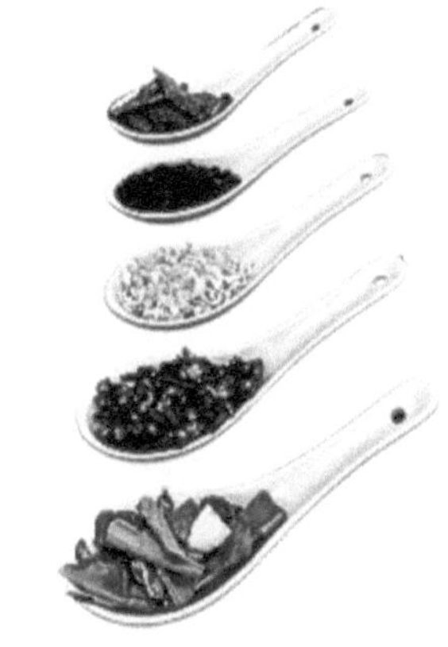

INSTRUCCIONES:

1.Rompemos la canela para facilitar el tostado.

2.Ponemos la canela y el anís estrellado en una sartén y tostamos a fuego bajo durante 2 minutos.

3.Incorporamos la pimienta de Sichuan, las semillas de hinojo y el clavo, tostamos otros 2 o 3 minutos más sin dejar de remover para evitar que se quemen. Dejamos enfriar y con la ayuda de un mortero o una picadora trituramos hasta conseguir un polvo muy fino.

OPCIONES:

- La pimienta de Sichuan se puede sustituir por la pimienta negra o blanca.

COMENTARIOS:

LA CANELA. Existen dos tipos de canela: la de la corteza y la de las ramas. La última es la más comercializada y se vende en forma de palitos. Ambas cumplen tres condiciones: tienen un efecto caliente, son aromáticas y diuréticas. En el "Tratado Sobre Daño Frío", la mayoría de las fórmulas medicinales contienen la corteza, que fortalece el yang más que las ramitas y se utiliza para tratar la fatiga crónica, la deficiencia inmunológica, las alergias, los problemas circulatorios y el reumatismo. Además, en la actualidad, esta materia médica se utiliza a menudo después del tratamiento con antibióticos.

Las ramas tienen un mayor efecto en la circulación del qi y poseen propiedades que fortalecen el bazo, activan el metabolismo, eliminan la humedad y ayudan en la digestión. También son un ingrediente clave para tratar los síntomas de frío, como los calambres menstruales y la artritis de tipo frío. Los estudios publicados en "Diabetes Care" en 2003 demostraron que tomar canela diariamente reduce los niveles de azúcar en la sangre, el colesterol y los triglicéridos.

CONGEE DE CORDERO en la olla de cocción lenta
Preparamos la noche anterior para el desayuno

INGREDIENTES:

- 1/4 tz del arroz
- 1/4 tz del mijo
- 5 tzs de agua
- 200 gr de cordero
- 2 cm de jengibre, en láminas
- 1 zanahoria mediana, rallada
- 1/2 cdta de polvo de cúrcuma
- 2 hojas de laurel
- 6 clavos
- 1/2 cdta de pimienta negra
- sal al gusto

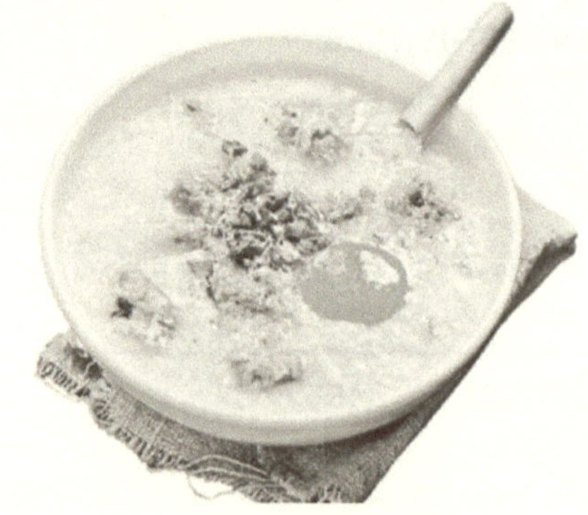

INSTRUCCIONES:

1.Lavamos el arroz y el mijo. En una olla de cocción lenta colocamos el arroz, el mijo, la carne y todos otros ingredientes, salvo topping.

2.Llevamos a la ebullición el agua y lo vertimos en la olla. Tapamos la olla, escogemos el fuego lento y lo dejamos cocinar durante la noche.

3.En la mañana sacamos los trozos del jengibre y el laurel y servimos con toppings.

TOPPINGS:

- 1 huevo hervido o frito
- 1/2 tz de hojas de cilantro
- 3 cebollitas, picado
- 1 limón, jugo
- etc.

COMENTARIOS:

A diferencia del tradicional café y pan para el desayuno, el congee aporta una gran cantidad de qi y no te dejará sin energía en la tarde. Para prepararlo, se puede utilizar caldo de huesos o de carne con arroz y/o mijo como base, y se pueden agregar otros alimentos que ayuden a reducir medidas, como lentejas o garbanzos, aunque no son tan comunes.

La cantidad de agua en el congee es variable, desde una proporción de 4:1 hasta 16:1 con respecto al cereal. Para obtener una consistencia agradable al gusto, se puede empezar con un caldo más aguado, por ejemplo, una proporción de 1:10, y después espesarlo según el gusto.

Se recomienda utilizar una olla de cocción lenta y cocinarlo durante la noche. No hay que olvidar agregar los toppings al momento de servir.

CONGEE RÁPIDO DE PECHUGA DE POLLO Y SETAS
Un desayuno común de la gente esbelta y sana

INGREDIENTES:
- 1/2 taza de arroz
- 5 tazas de agua
- 1 pechuga de pollo
- 1/2 taza de setas, en láminas (preferiblemente shiitake)
- 2 dientes de ajo, cortados
- 1 tallo de apio, en cubitos
- 1 zanahoria mediana, en cubitos
- 1 pulgar de jengibre, en láminas
- pimienta negra o blanca al gusto
- sal al gusto

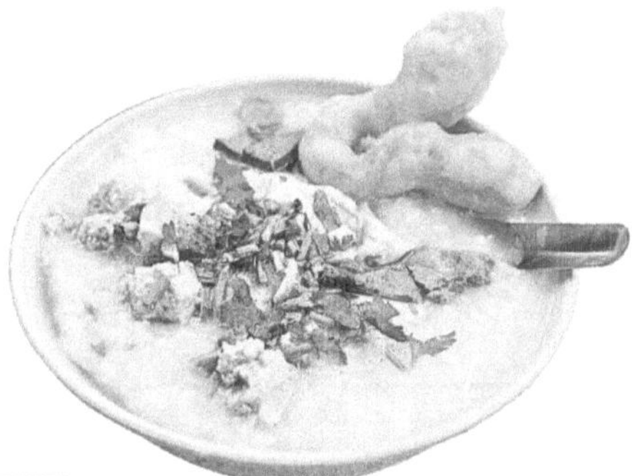

INSTRUCCIONES:

1.Lavamos el arroz; lavamos y recortamos las setas y ponemos enjuagar todo por unos 30 minutos.

2.Colocamos la pechuga recortada en cubitos en una olla y agregamos agua. Llevamos a ebullición y quitamos la espuma.

3.Agregamos la sal, arroz y setas, zanahoria, apio y jengibre y cocinamos a fuego lento durante 30 minutos o hasta que se cosan las setas y el arroz se ablanda.

4.Condimentamos con cebollita, cilantro, jugo de limón y otros toppings.

OPCIONES:

A los ingredientes se puede añadir apio, brocolli y otras verduras.

LOS TOPPINGS más populares que se añaden cuando el congee ya esté cocido son:

Cebollín: activa la circulación de qi, trata resfriados y efectivamente elimina la flema. Es un antioxidante, fortalece el sistema inmune.

Apio: trata enfermedades del hígado y los riñones, hipertensión arterial, aterosclerosis, vértigo, cefalea, disuria, conjuntivitis, psoriasis, elimina el calor.

Cáscara de mandarina: además de sus propiedades medicinales descritos previamente, en China es conocida por mantener la piel de la cara joven.

Brócoli: trata inflamaciones, enfermedades del hígado y de los ojos, problemas de la tiroides, dolores de la cabeza.

Camarones: tratan problemas de tiroides, agregan el yang. .

Cilantro: elimina depresión, elimina metales pesados y toxinas.

Eneldo: trata enfermedades del hígado y el sistema digestivo, la gota, hernias, agrega yang a los riñones; elimina cálculos renales, flema y parásitos, trata tos y asma.

La bolsa de pastor: atiende enfermedades del hígado y de la visión.

Espinaca: muy buena desintoxicante y sedativa.

RECETA BÁSICA DE "ELIXIR DE LA VIDA"
Receta antigua de elixir de la vida: simple y eficaz

INGREDIENTES:

- 3 cabezas de ajo
- 10 limones
- 1/2 lt de miel

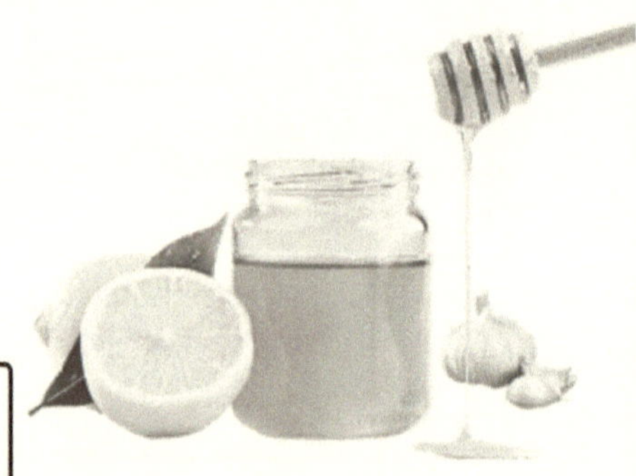

INSTRUCCIONES:

1.Limpiamos cinco cabezas enteras del ajo.
2.Pelamos ocho limones y dos los dejamos enteros. Los cortamos a cuatro partes.
3.Colocamos ajo, limones y miel en una licuadora y licuamos por unos minutos.
4.Dejamos reposar por dos semanas en el refrigerador antes de consumir. Tomamos 4 cucharadas tres veces al día, lentamente, sin agua o ningún otro líquido.

OPCIONES:

Los 1o limones (verdes) se puede sustituir por 5 limas (amarillas).
Es una receta básica que tiene variaciones con la adición de jengibre, cúrcuma y otros ingredientes valiosos que ayudan a eliminar la flema.

COMENTARIOS:

Esta es una de las recetas más efectivas para eliminar la flema, ya que solo utiliza tres ingredientes. El licuado puede ser guardado en el refrigerador durante meses, lo que lo hace más práctico que otras recetas similares.

Esta receta ha estado en mi familia por muchos años y tiene un significado especial para mí. En algún momento, mi madre, que tenía sobrepeso, empezó a sufrir de disnea y latidos fuertes del corazón cada cien metros al caminar. Nos recomendaron esta receta y después de tomar un par de litros durante varios meses, mi madre recuperó su capacidad para caminar sin ningún problema de respiración ni del corazón. Aunque no había bajado mucho de peso, esta receta ayudó a eliminar la flema que se había acumulado en sus pulmones, una razón común de infartos. Desde entonces, recomiendo esta receta a todas las personas mayores, especialmente a aquellas con problemas cardíacos. #elexirdelalongevidad

CALDO DE APIO
Receta eficaz para adelgazar de la valiosa familia Crucífera

INGREDIENTES:

- 2 1/2 lts de agua
- 400 gr de col blanca o morada, picada
- 250 gr de apio, picado
- 1 cebolla blanca grande, picada
- 3 jitomates, picados
- 1 zanahoria, picada
- 1/2 de pimiento fresco, picado
- sal al gusto

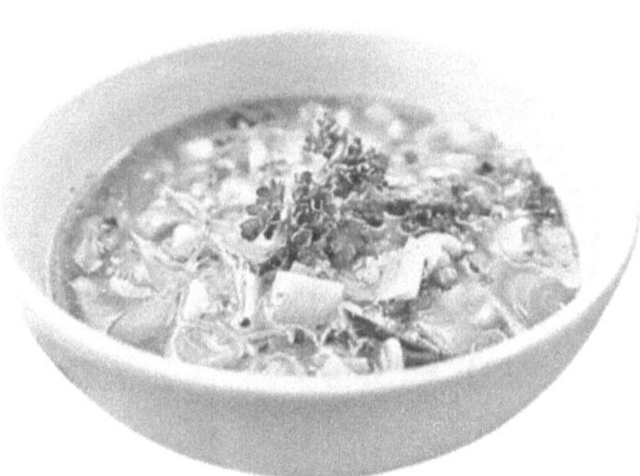

INSTRUCCIONES:

1. En una olla, colocamos zanahorias y cebollas y llevamos a ebullición. Dejamos hervir durante un par de minutos antes de agregar apio, col, pimiento, jitomate y sal, uno por uno. Cocinamos a fuego lento durante unos 10 minutos. Las verduras deben mantenerse un poco crujientes, no blandas.
2. Finalmente, agregamos cebollín, aguacate, cilantro, perejil, u otras hierbas que deseemos.

SE PUEDE AGREGAR:

- 2 cebollines medianos, picados
- 50 gr de cilantro fresco, picado
- 50 gr de eneldo fresco, picado
- 1 aguacate, picado
- tomillo, cilantro, cumin, pimientas, curry y otros condimentos al gusto.

COMENTARIOS:

Este caldo es una dieta popular que se puede consumir sin límites y ayuda a perder peso rápidamente y es adecuado para los tipos yang. La mayoría de los ingredientes eliminan la humedad y la flema; otros fortalecen el sistema digestivo y reducen el exceso de yang.

El ingrediente principal es el apio, que tiene sabores picantes, amargos y dulces y una energía fresca. Tonifica el bazo y el estómago; limpia los riñones y la sangre, elimina la humedad y enfría el hígado. El jugo de apio en ayunas ayuda a reducir el exceso de Yang y a tratar enfermedades relacionadas con el calor, como la artritis, las alergias, los dolores de cabeza, la gota, los calambres menstruales y el insomnio. Además, calma el sistema nervioso y ayuda a renovar las articulaciones, los huesos, las arterias y los tejidos conectivos. También es uno de los mejores desintoxicantes.

TÉ DE JENGIBRE, CÚRCUMA Y CÁSCARAS CÍTRICAS
Un té de toda la vida para delgadez, longevidad y bienestar.

INGREDIENTES:
- 2 tzs de agua
- 50-60 gr de jengibre rallado
- cáscara de una mandarina seca
- cáscara de un limón seco
- 1 cda de cúrcuma en polvo
- 4 clavos
- 1 cda de miel

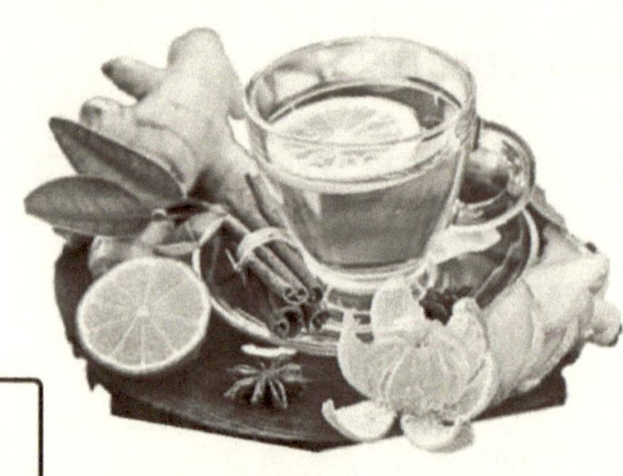

INSTRUCCIONES:
1.Rallamos la raíz de jengibre.
2.En una olla colocamos el agua y todos los ingredientes y lo dejamos enjuagar por 20-30 minutos.
3.Llevamos a la ebulición y hervimos durante 1-3 minutos al fuego lento. Retiramos del fuego y dejamos inficionar durante 10 minutos tapado.
4.Colamos el té y agregamos la miel.

SE PUEDE AGREGAR:
- 1 hueso de aguacate
- 1 estrella de anis
- 1 pinza de cayena y otras hierbas a su gusto.

COMENTARIOS:

Este té no solo acelera el metabolismo, sino que también proporciona inmunidad, energía y bienestar al ser consumido al despertar. En esta combinación, todos los ingredientes tienen funciones múltiples que se sincronizan en una forma de apoyo mutuo. Los principales ingredientes son el jengibre y el clavo, que eliminan la flema, matan parásitos, bacterias y virus, la cúrcuma y los limones que limpian la sangre y eliminan la trombosis, mientras que las cáscaras activan la circulación del qi y eliminan la flema. Todos los ingredientes activan el metabolismo, ayudan a bajar de peso, refuerzan el sistema digestivo y mejoran la inmunidad. Varias fuentes indican que la pimienta cayena activa la cúrcuma, mientras que otras afirman que es la pimienta negra. La dietética china señala que es el sabor picante lo que activa cualquier materia que cure el hígado que, en este caso, es cúrcuma.

LA CÚRCUMA tiene una energía fresca y sabores picantes y amargos, activa la circulación del qi, absorbe la flema, trata la inflamación del hígado y la vesícula biliar y restaura sus funciones. Tiene propiedades únicas, quizás debido a su pigmento fuerte, reduce el daño hepático causado por el alcohol, el humo y los metales pesados, los altos niveles de toxicidad y las enfermedades hepáticas, incluyendo la cirrosis. También es eficaz para reducir el efecto de los carcinógenos humanos en el hígado, calmar la ansiedad, tratar trastornos mentales, abscesos, úlceras, síndrome Bi, inducir la menstruación, previene tumores y cáncer. Por último, pero no menos importante, es un anticoagulante natural y accesible.

ARROZ BLANCO ESTILO CHINO
"La semilla de la vida" estilo oriental

INGREDIENTES:

- 1 taza de arroz
- 1 1/4 taza de agua
- sal al gusto

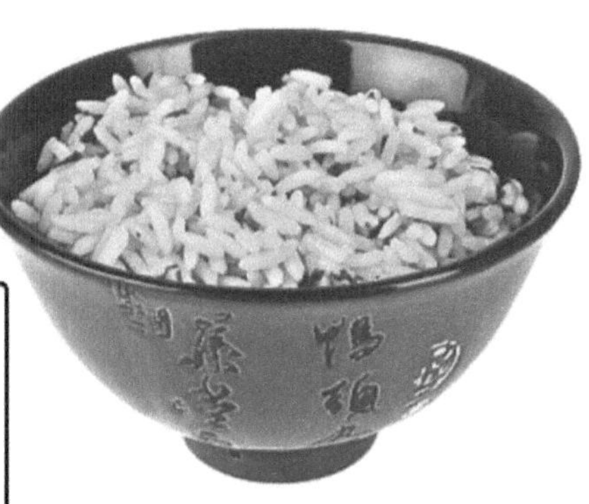

INSTRUCCIONES:

1. Lavamos el arroz, añadimos suficiente agua y lo dejamos remojar durante media hora.
2. Escurrimos el arroz y lo colocamos en una olla, añadimos 1 1/4 tazas de agua, tapamos la olla y cocinamos a fuego lento hasta que empiece a hervir.
3. Cocinamos a fuego lento durante 5 minutos más. Es importante no abrir la tapa mientras se cocina. Luego, apagamos el fuego y dejamos enfriar durante una hora.

SE PUEDE AGREGAR:

hierbas culinarias secas o frescas tipo cilantro, perejil, eneldo, etc.

COMENTARIOS:

Para cocer el arroz correctamente es importante utilizar la proporción adecuada de arroz y agua. En esta ocasión, usaremos la proporción 1:1.25, lo que significa que por cada medida de arroz utilizaremos una medida y un cuarto de agua. Además, es fundamental usar una olla de paredes gruesas que mantenga bien el calor. Por lo general, no se añade sal al arroz, aunque esto depende del uso que se le dará al mismo y si se agregará salsa de soya. Si seguimos los pasos sencillos para su elaboración y respetamos los tiempos, conseguiremos un arroz cocido perfecto, con un grano fácil de separar.

Las respuestas del test

1. A, B. Los caldos fortalecen el sistema digestivo y son los platillos básicos para activar el metabolismo, independientemente de la temporada. Agregar muchas verduras y germinados convierte la comida en beneficiosa para el sobrepeso tipo yang, mientras que para los tipos yin se añaden especias picantes. Agregar jengibre joven, mostaza o salsa de rábano al caldo ya cocido ayuda a ambos tipos de obesidad.

2. B. Solo las frutas con la fibra más ligera, como frutos rojos o kiwi, se pueden comer crudas sin ralentizar el metabolismo. Para manzanas y peras, se recomienda hornearlas, al menos en las primeras etapas de la dieta.

3. A, B, C. "Las cinco sombras", con la energía más fría, son recomendables cocidos para los tipos de yang, y mejor durante la temporada de calor. Comerlas crudas ralentiza el metabolismo en las personas con digestión débil, como aquellos que sufren de sobrepeso.

4. B. La fermentación agrega energía yin y la deshidratación agrega energía yang.

5. A, B, C, D, F.

6. C, F. Se podría pensar que el cerdo, al ser la única carne con energía yin, sería la opción recomendada. Sin embargo, debido a su propiedad para generar humedad, no es así. Solo las carnes muy yang, como el cordero, seguido del venado y el pavo, deben restringirse para las personas yang y consumirse solo en la temporada de frío. La carne de res y el pollo, aunque este último tiene energía tibia, son recomendables para los tipos yang. Recuerden que *"al bazo le gusta el calor"*.

licuados no aceleran el metabolismo. *"El frío trae
ꞏedad y la humedad trae frío"* es un dicho antiguo que
ꞏgnifica que las personas yin tienden a acumular
humedad interna más fácilmente. El principio para el tipo
"hongo" es fortalecer el sistema digestivo con alimentos
aromáticos y específicos para el bazo.

8. B. Según el "reloj biológico", desde las 7 de la tarde, el sistema digestivo comienza a "descansar" y no asimila bien el qi de los alimentos, lo que ralentiza el metabolismo.

9. C. Aunque las extremidades del tipo "palomita" suelen estar frías, el problema radica en la circulación de qi que está atrapado en el hígado.

10. A. Aunque los sabores amargo e insípido son beneficiosos para bajar de peso, ellos no afectan directamente a la circulación del qi, y las otras opciones tampoco.

11. A, B, D.

12. Rojo - amargo - corazón; amarillo - dulce - bazo; negro (azul) - salado - riñones; blanco - picante - pulmones; verde - ácido - hígado.

13. Yang: té negro, ajo, pimienta negra, vino, canela. Neutro: maíz, arroz, res, ciruela pasa, perejil, garbanzo. Yin: té verde, jitomate, plátano, berenjena, cerveza, menta, manzanilla, pulpo.

14. Mijo, col, maíz, laurel, mostaza, sandía, cebolla, camarón, eneldo, piña, brócoli, cardamomo, arroz, jengibre joven, rábanos, soya.